AF460114

DU

ROLE DES PHOSPHATES

DANS L'ORGANISME

ET EN PARTICULIER

DU PHOSPHATE DE FER

PAR

C. L. SANDRAS,

DOCTEUR EN MÉDECINE DE LA FACULTÉ DE PARIS.

Médecin des Sociétés de Secours mutuels

De l'Union, — de l'Union parfaite. — des Amis fidèles, — des Patrons et Ouvriers lunetiers, de Saint-Nicolas-des-Champs, — de Saint-André, — de Saint-Hugues. etc.
Ancien interne lauréat des hôpitaux et de l'École de médecine de Tours (Médaille d'or).
Médaille d'argent du Gouvernement (Choléra).

PARIS
LOUIS LECLERC, LIBRAIRE
ÉCOLE-DE-MÉDECINE, 14.

1864

A MON PÈRE,

A.-L. Sandras, ancien Recteur d'Académie,

Chevalier de la Légion-d'Honneur.

A LA MÉMOIRE DE MON ONCLE,

C.-M. Sandras, ancien Médecin de l'Hôtel-Dieu,

Chevalier de la Légion-d'Honneur.

A MON COUSIN,

D. Frion, ancien Chef de Bureau,

Chevalier de la Légion-d'Honneur.

PRÉFACE.

Ce travail a été fait dans un but essentiellement pratique, mais nous l'avons fait reposer sur des données scientifiques, empruntées à la Chimie et à la Physiologie positive, afin de pouvoir éclairer d'un nouveau jour une question de Thérapeutique très importante.

Comme nous n'admettons pas qu'un médicament d'une efficacité réelle et d'un usage journalier, doive rester secret, pour plaire à tel ou tel personnage, nous avons adressé notre travail à l'Académie des sciences, à l'Académie de médecine et à la Commission chargée de la révision du Codex français.

Nous avons fait notre devoir, nous espérons que d'autres feront le leur; en tout cas, nous continuerons a adopter la maxime :

Fais ce que dois, advienne que pourra.

Qu'il nous soit permis de remercier ici notre confrère Bossu, pour le bienveillant accueil dont il a honoré notre travail, en l'insérant en grande partie dans son estimable journal l'*Abeille médicale*.

Paris, le 1er Juillet 1864.

Dr L. SANDRAS.

NOTES IMPORTANTES.

Page 4, ligne 18. — N'est-ce pas une chose des plus curieuses que de voir la science moderne vérifier de point en point de vieilles hypothèses, que les demi-savants d'aujourd'hui regardent comme des absurdités. — Que l'on veuille bien prendre la peine de lire très attentivement, le passage du beau *Traité de Physiologie* de Milne Edwards, reproduit page 36 de notre travail, pour le comparer au passage suivant, de Sydenham :

« Etenim (ferrum) massæ sanguineæ, jam effœtæ et languescenti, volatile quoddam *Fermentum*, ceu calcaria, subdit, à quo excitantur et quasi eriguntur spiritus antea jacentes et suo pondere pressi. Cujus rei indicium est vel apertissimum, quòd quoties *Chalybs* in *Chlorosi* propinatur, pulsus derepentè major fit et celerior, exteriora corporis incalescere; facies non amplius pallida et mortuis concolor, sed vivida cerni et sanguine purpurata..... »

Page 23, ligne 18, — *ajoutez :* La réaction peut être représentée de la manière suivante :

$$2\,NaO.PhO^5 + FeO.SO^3 \times 2 = 2\,NaO.SO^3 + 2\,FeOPhO^5_1$$

ou mieux encore :

$$\begin{array}{lcl} 2\,Na\,O & & Ph\,O^5 = \text{Phosphate de Soude.} \\ 2\,Fe\,O & & 2\,S\,O^3 = \text{Sulfate de Fer.} \end{array}$$

C'est-à-dire que le Fer prend la place de la Soude et qu'il se forme 1° du Sulfate de Soude; — 2° du Pposphate de Fer. — Comme le Phosphate de Soude du commerce renferme 25 équivalents d'eau, qui ne figurent pas dans cette réaction, on ne devra pas s'étonner si l'on obtient relativement une assez petite quantité de Phosphate de Fer.

Page 47, ligne 10. — Dans mes Leçons sur les Maladies Nerveuses, je cite cette phrase si expressive et si pittoresque de Sydenham : — « Dies me deficeret, si omnia quæ affectus Hystericos gravant symptomata enumerare velim; tàm diversa atque ab invicem contraria specie variantia, quàm nec *Proteus* lusit unquam, nec coloratus spectatur *Chamæleon*.... »

ERRATA. — Page 9, lignes 18 et 24, *lisez* Rogée. — Page 25, ligne 24, *lisez* Viridet. — Page 34, ligne 27, *lisez* Enderlin. — ligne 39, *supprimez* eau. — Page 45, ligne 15, *lisez* vivement. — Page 48, ligne 29, *lisez* 1862. — Page 49, ligne 16. *lisez* impatience. — Page 50, ligne 26, *lisez* heureux.

ROLE

DES PHOSPHATES

DANS L'ORGANISME

et en particulier du phosphate de fer.

> Je travaille à fortifier le sang.
> Ad sanguinem confortandum, *Remedium* aliquod Martiale seu *Chalybeatum* ad *dies triginta* præscribo assumendum. *Sydenham.*

1re PARTIE.

Historique. — Indications Thérapeutiques.

L'introduction du fer dans la thérapeutique doit être fort ancienne, puisque si l'on en croit la Fable, il y a plus de 3000 ans le Berger Mélampus traita Iphiclès, fils de Philacus par de la rouille de fer qu'il lui fit prendre dans du vin. Diascorides attribuait à la rouille une vertu d'astriction surtout pour arrêter les pertes de sang de la matrice ; il recommande le vin et l'eau dans lesquels on a éteint du fer ardent pour guérir les flux cœliaques, les dysenteries, les maladies de la rate, le choléra morbus, et les estomacs relâchés. Mais c'est, pensons-nous, Sydenham qui a le premier bien compris et bien exposé l'action de cet important médicament.

Nous trouvons en effet, dans son admirable dissertation sur les affections nerveuses, adressée à Guillaume Cole le 20 janvier 1631, les passges suivants :

« De tout ce que nous avons dit jusqu'à présent il me paraît « résulter clairement que la principale indication qu'on doit se « proposer dans le traitement de l'affection hystérique (ner- « veuse) consiste à fortifier le sang, qui est la source des es- « prits animaux fluides, ou influx nerveux, afin que les esprits étant fortifiés eux-mêmes par ce moyen, soient en état « de garder l'ordre qui convient à l'économie de tout le corps

« en général, et de chacune de ses parties. *Je travaille à*
« *fortifierle sang*, et par conséquent les esprits qui en naissent
« et pour cela j'ordonne *pendant* 30 *jours* quelque remède
« tiré du fer. Rien ne réussit mieux en pareille occasion ; le
« fer communique à la masse *du sang affaibli* un certain feu,
« et une certaine volatilité qui relève et ranime les esprits abat-
« tus. Une preuve évidente de cela, c'est que toutes les fois
« que l'on donne les martiaux dans les *pâles couleurs,* le pouls
« devient aussitôt plus grand et plus fréquent, la paleur se
« dissipe et le visage devient rouge et vermeil.»

L'appréciation de l'Hippocrate anglais, quoique essentiellement vraie, ne put prévaloir lorsque Broussais eut trouvé moyen d'imposer la doctrine de l'Irritation ; et les préparations ferrugineuses disparurent pour un temps de la thérapeutique.

Mais lorsque la réaction s'opéra, lorsque les recherches des chimistes sur la composition du sang eurent démontré la réalité matérielle des hypothèses anciennes, le fer retrouva son importance. (*Voir la Note importante* qui suit la préface.)

MM. Trousseau et Pidoux mirent en tête de leur Traité de Matière médicale et de thérapeutique un chapitre commençant par ces mots :

« Les préparations ferrugineuses presque bannies de la thé-
« rapeutique pendant que florissait l'école du Val de Grâce,
« ont depuis quelques années reçu une impulsion nouvelle à
« laquelle nous ne sommes peut-être pas étrangers, et aujour-
« d'hui non seulement elles ont repris la place importante
« qu'elle occupaient dans le siècle dernier, mais encore elles
« ont été prodiguées avec imprudence et administrées avec trop
« peu de circonspection.

« Quoi qu'il en soit, il est peu de médecins qui, de nos jours,
« n'emploient souvent le fer, et qui ne le placent, dans l'ordre
« de son utilité, à côté du quinquina, du mercure, de l'opium,
« de la belladone, etc., etc. »

MM. Andral et Gavarret avaient observé que le sang des chlorotiques contient tout autant de fibrine que le sang de l'individu le mieux portant, mais qu'il contenait *moins de fer*. Grâce à leurs recherches, ainsi qu'à celles de MM. Becquerel et Rodier, on sait que 1000 grammes de sang contiennent en moyenne 127 grammes de globules, et que si, dans la pléthore, le chiffre des globules peut s'élever à 140 et même 154, dans la chlorose et l'anémie ce chiffre descend à 60, 50, 27 et même 21. On sait de plus que *l'Hématosine* ou matière colorante rouge du sang se trouve dans ces globules et renferme 10 p. 100 de son poids de sesquioxide de fer qui paraît essentiel à l'existence du globule. Or la quantité de fer contenue dans le sang diminuant comme le nombre des globules, il en résulte que chez les chlorotiques le sang renferme 5, 6, et 7 fois moins de fer que chez les personnes en bonne santé.

L'illustre chimiste Liébig avait écrit : « Les globules du sang renferment une combinaison de fer ; aucune autre partie vivante ne renferme de fer ; aussi M. Mialhe put-il dire avec juste raison que le fer n'est point un médicament, mais bien un aliment et même un *aliment de premier ordre*, puisqu'il concourt à la production de l'élément organique par excellence, le globule sanguin.

Aujourd'hui tous les médecins sont d'accord pour reconnaître l'utilité et l'efficacité des préparations ferrugineuses, mais ils sont loin de s'accorder sur la valeur comparative de ces différentes préparations et sur les doses auxquelles il convient de les administrer. D'après les recherches de M. Dumas, la quantité de fer contenue dans toute la masse de sang d'un homme, évaluée à 15 kilogrammes, s'élèverait à peine à 2 grammes 1/2 et nous trouvons dans nos formulaires des doses qui varient de 10 centigrammes à 5 grammes par jour.

Tandis que MM. Mérat et de Lens écrivent : « Il existe réellement entre la plupart des ferrugineux une analogie d'action qui à la dose près peut rendre indifférent le choix de tel ou tel de ces médicaments pour remplir une même indication thérapeutique, » MM B lache et Désormeaux disent que de toutes les préparations ferrugineuses celles qui sont employées avec le plus de succès sont l'oxyde noir et le sous-carbonate de fer, et M. Bouchardat pense que le fer réduit par l'hydrogène est peut-être la meilleure des préparations ferrugineuses. L'un recommande telle préparation au détruiment de telle autre ; une théorie préconise les sels insolubles ; une autre théorie préconise les sels solubles ; celui-ci est pour le citrate, celui-là pour le lactate, un troisième pour le carbonate, d'autres enfin, et j'ai été de ce nombre, redisent avec Sydenham :
« La meilleure manière d'user de ce remède, c'est de le prendre
« simplement en substance. Je n'ai jamais observé ni entendu
« dire qu'étant pris de cette manière, il ait fait mal à personne,
« au contraire quantité d'expériences m'ont appris qu'il réus-
« sit beaucoup mieux de la sorte, et qu'il guérit la maladie plus
« sûrement et en moins de temps que ne peut faire aucune
« des preparations qu'on lui donne ordinairement.

« Il arrive au fer la même chose qu'à d'excellents remèdes, « la chimie, à force de vouloir raffiner sur leur préparation, « les rend quelquefois moins efficaces et moins bons. »

Cette observation nous parut si pleine de justesse que nous prescrivîmes d'abord le fer seul ou associé à des substances propres à combattre la constipation ; mais plus tard nous fîmes réflexion que si le fer produisait en général une certaine excitation et par suite une *stimulation du système nerveux, qui amenait assez souvent le retour du jeu régulier des fonctions*, il fallait en général aider cette médication par un bon regime, une bonne alimentation ; bonne viande, bon vin, bon air. Or cette deuxième condition n'est pas toujours facile à réaliser, car parmi les malades, un certain nombre éprouvent pour la viande une répugnance invincible, ou bien s'ils parviennent à la surmonter, l'absorption se faisant mal, peu ou point, la nourriture ne leur porte pas profit ; d'autres, et ceux là sont en grand nombre, n'ont pas les ressources nécessaires pour se procurer une alimentation riche en éléments reconstituants ou réparateurs.

Parmi ces éléments réparateurs et faisant partie intégrante de notre organisation, il en est un dont l'importance immense ne saurait être mise en doute par personne, bien qu'elle n'ait peut-être pas encore été appréciée à sa juste valeur : cet élément, c'est *le Phosphore.. Le phosphore qui constitue essentiellement le système nerveux et le système osseux* ; *le phosphore sans lequel la reproduction des animaux et des végétaux est impossible; le phosphore* enfin *sans lequel la vie ne saurait exister à la surface de la terre.*

Ce Phosphore, dont nous ne pouvons nous passer, notre estomac est obligé de l'extraire des aliments ; mais si la digestion ne se fait pas, ou si elle se fait mal, ainsi que cela s'observe fréquemment dans la chlorose, cet élément nécessaire n'est pas introduit dans l'organisme. Or, puisqu'il fait partie essentielle du système nerveux, il est facile de concevoir que sa diminution doit modifier la composition, et par suite la manière de fonctionner de cet appareil.

Il pourrait même arriver que le sang fût assez riche en globules sanguins, et par conséquent en fer, et que pourtant le système nerveux continuât à fonctionner irrégulièrement par cela seul qu'il serait privé de son élément excitant et constituant par excellence, le Phosphore. Si l'on s'en étonnait, je répondrais qu'il suffit de traces imperceptibles de plomb introduites dans la constitution du système nerveux pour en troubler profondément les fonctions. Mais, nous dira-t-on peut-être, le phosphore qui nous est si nécessaire doit s'introduire dans notre organisme par l'intermédiaire des boissons où il se trouve en dissolution ; c'est là une vérité dont je suis convaincu autant que qui que ce soit, et je ne serais même pas étonné de voir attribuer bientôt et avec raison au phosphore l'action curative des eaux minérales que nous sommes trop heureux, pour l'instant, de pouvoir attribuer à des traces d'arsenic presque imaginaires.

Il ne faudrait, pour opérer un pareil changement d'idées, que le caprice d'un nom illustre, car sous certains rapports les médecins de France sont comme les chirurgiens d'Italie dont parle Guy de Chauliac. «Je m'esbahis d'une chose ; qu'ils se suivent comme des grues, car l'un ne dit que ce que l'autre a dit. »

Quoi qu'il en soit touchant le mode d'action des eaux minérales et touchant leurs analyses, l'observation des faits aussi bien que le simple bon sens nous conduisaient à faire le raisonnement suivant. Incontestablement, dans la plupart des cas, le fer est un médicament précieux pour combattre la chlorose, l'anémie et cette interminable série de phénomènes morbides nerveux qui en dépendent ; incontestablement le fer entre dans la composition du sang qu'il rend plus riche en globules et partant plus stimulant, plus vivifiant. Sous cette influence de la régénération et de la revivification du sang, il arrive souvent que le système nerveux se trouve stimulé plus énergiquement. Il en résulte un jeu plus régulier de toutes les fonctions qui se trouvent sous la dépendance des nerfs ; mais cette stimulation est souvent impuissante pour rétablir entièrement une santé ébranlée ; l'estomac ne sait plus extraire même des aliments les plus riches, les éléments réparateurs dont l'organisme a besoin pour se maintenir en bonne santé. En vain alors prodiguerez-vous au malade les aliments les plus riches en principes nutritifs, si ces substances sont peu ou point absorbées, elles jouent le rôle de corps étrangers et passent à travers l'organisme, sans lui être d'aucun profit, d'aucune utilité. Or, si nous ne pouvons pas recourir aux ressources que fournissent parfois l'hygiène, l'hydrothérapie, la gymnastique, ne pourrions-nous pas du moins tâcher de fournir en quelque sorte directement à l'organisme le phosphore dont il a besoin pour sa conservation et pour l'entretien de ses fonctions.

J'avais entendu parler de guérisons de fractures accélérées

par l'administration du phosphate de chaux : j'en avais moi-même observé, me semblait-il, les bons résultats ; et j'avais surtout été frappé du fait suivant observé à l'hôpital de l'Enfant-Jésus. Un petit garçon du service des scrophuleux rachitiques était tombé dans un état de faiblesse tel qu'il ne pouvait plus ni marcher, ni se lever ; un jour mon chef de service lui prescrivit (par dérision je crois) un peu de poudre de phosphate de chaux, et au bout de peu de jours l'enfant se tenait debout et marchait. Nous croyons du reste que, comme ce fait aurait pu confirmer une opinion qui n'était pas alors à la mode, il n'en a pas dû être fait mention en haut lieu.

Il n'est peut-être pas hors de propos de rappeler ici que les anciens employaient fréquemment les bezoards, la corne de cerf, les poudres d'yeux d'écrevisse, d'écailles d'huître, de coquillages, d'ivoire et de crâne humain pour combattre le rachitisme, l'ostéomalacie, le mal de Pott. l'épilepsie, etc. Dans ces denières années, M. Piorry a cherché à fixer l'attention du corps médical sur l'utilité de ce traitement, dans son Traité de médecine pratique, dans un mémoire qu'il a lu à l'Académie des sciences, le 11 avril 1853, et dans plusieurs des leçons qu'il a faites à l'hôpital de la Charité, et particulièrement en novembre 1856.

MM. Guérin, Lenoir et Gosselin ont remarqué l'influence du phosphate de chaux pour activer la consolidation des fractures, et M. Alphonse Milne Edwards a démontré , par des expériences faites sur des animaux, la réalité de l'absorption du phosphate de chaux.

Dans un mémoire présenté à l'Académie des sciences, le 7 avril 1857, cet observateur disait : « J'ai comparé entre eux « 6 cals de lapins, dont 3 avaient été mis au régime du phos-« phate de chaux ; *chez ces derniers l'ossification était plus* « *avancée* que chez les autres. J'ai comparé 10 cals de chiens, « dont 5 avaient été mis au régime du phosphate de chaux ; « chez ces derniers animaux, *il était impossible de mécon-* « *naître l'influence du phosphate de chaux*, les résultats étaient « extrêmement satisfaisants. »

« Par l'ensemble de ces faits, on voit que l'abondance du phosphate de chaux contenu dans les aliments, et par suite porté dans le torrent de la circulation accélère le travail de l'ossification.

« D'ailleurs ce sel est sans danger; il n'exerce aucune action fâcheuse sur l'économie. »

En dehors de ces expériences qui me paraissent irrécusables, il y a des faits qui me semblent prouver l'efficacité réelle des corps phosphorés dans le traitement des maladies de poitrine. Je sais bien qu'il est toujours possible de nier des guérisons de phthisie, par ce que si l'on prend des malades arrivés à la dernière période, il n'y a pas de guérison à obtenir, et parce que si l'on prend des malades peu avancés, il est facile de dire que la maladie n'était pas bien caractérisée, et qu'après tout la guérison a pu se produire d'elle-même. Aussi, sans vouloir prendre parti pour les guérisseurs enthousiastes non plus que pour leurs adversaires systématiques, sans vouloir donner gain de cause aux phosphates plutôt qu'aux hypophosphites, je me permettrai de faire observer que d'illustres professeurs de l'école de Paris ont reconnu que lorsque la guérison arrivait, elle était le résultat d'une cicatrisation produite par une concrétion phosphatique calcaire, et que par conséquent, l'administration des médicaments phosphatiques est on ne peut plus rationnelle.

Sans renvoyer aux ouvrages de Laënnec, d'Andral, de Rayer, etc , je me contenterai de citer quelques lignes de l'ouvrage classique de notre maître Grisolle, qui dit, en parlant de la phthisie pulmonaire : « On sait positivement aujourd'hui que ces concrétions (phosphatiques calcaires) sont l'indice des efforts que fait la nature pour opérer la guérison de la maladie. Ces transformations ne sont pas rares, puisque Rayer en a trouvé un plus ou moins grand nombre chez la moitié des vieilles femmes (51 pour 100) qu'il a ouvertes à l'hospice de la Salpêtrière.

Or, d'après les analyses de M. Boudet, les sels calcaires sont en très-minime partie dans ces produits, tandis que le *phosphate*, le sulfate de soude et le chlorure de sodium en forment les 7 dixièmes.

De plus, M. Andral a indiqué que dès le début de la tuberculisation, et lorsque l'auscultation peut à peine en signaler l'existence, les globules du sang sont déjà moins abondants; dans aucun cas il ne les a vus atteindre leur moyenne physiologique 127 ; leur chiffre le plus élevé a été de 122, et ils oscillaient généralement entre 120 et 99. Ainsi donc, ajoute M. Grisolle, il est constant que les individus chez lesquels les poumons commencent à se tuberculiser présentent dans leur sang cette modification particulière de composition qui appartient aux constitutions faibles; ils sont dans un commencement d'anémie et leur sang est devenu semblable à celui des malades auxquels on a pratiqué plusieurs saignées.

Pour ces raisons et pour bien d'autres qui sont exposées plus loin, j'ai pris l'habitude d'associer fréquemment au fer le phosphate de chaux. J'ajoute que, dans nombre de cas, je crus pouvoir me louer d'avoir eu recours à cette association du fer avec un corps phosphoré. Cependant, en pareille matière; le doute est toujours permis, et on doit chercher à s'éclairer. J'aurais été bien aise de pouvoir administrer le phosphore, non pas seul et en nature, car chacun sait que c'est un médicament stimulant, extrêmement énergique et dangereux; mais le phosphore uni au fer à l'état de sel, c'est-à-dire le *phosphate de fer*.

Malheureusement ce sel était très peu répandu en France, et son action thérapeutique était à peu près entièrement inconnue, au moins à en juger d'après nos formulaires, nos traités de matière médicale, de thérapeutique, de pharmacie, composés par les plus illustres professeurs de la Faculté de Paris ; en effet, c'est à peine si dans ces ouvrages on voit figurer le nom du phosphate de fer comme médicament.

M. Bouchardat, dans son formulaire de 1860, dit que toutes les combinaisons ferrugineuses à radical d'acide inorganique fort, tels que le sulfurique, *le phosphorique*, sont plus difficilement assimilés, et sont surtout utiles comme astringents. Or, je puis affirmer que cela est inexact, au moins pour le phosphate de fer.

En effet, nous trouvons dans le *Journal des conn. médic. chir.*, tome IV, page 216, une relation des expériences faites à Dribourg par Bruck, où il est dit : « Nous ignorons si le fer est réellement le principe colorant du sang ; mais de nouvelles expériences sur des lapins ont permis de constater que le fer administré entre effectivement dans la masse du sang : on a trouvé que le *phosphate*, le muriate , le carbonate et moins rapidement la limaille, sont digérés et assimilés à la dose de 5 centigrammes par jour pour les premières préparations et à celles de 2 centigrammes 1/2 pour la dernière. Je savais en outre que M. Gruby avait plusieurs fois prescrit cette préparation. M. Schaedelm m'avait affirmé que le phosphate de fer était connu de toute l'Allemagne, prescrit par le professeur Skoda, de Vienne, et de plus inscrit dans la pharmacopée de Prusse. »

Enfin j'avais trouvé dans le Dictionnaire des Dictionnaires de Médecine, de Fabre, tome IV, page 179, un article ainsi conçu, « *Phosphate de fer*: pour obtenir ce sel, on dissout dans suffisante quantité d'eau distillée une demi once de phosphate de soude d'autre côté on dissout de la même manière une demi once de sulfate de fer. On expose les deux dissolutions séparément aux rayons du soleil ou à la chaleur du bain de sable, jusqu'au moment où la solution de sulfate de fer a acquis une couleur rousse de vin de Madère ; alors on fait chauffer au feu la dissolution de phosphate de soude, et lorsqu'elle est un peu chaude, on verse peu à peu et en même temps les deux dissolutions dans un même vase. Il se forme un précipité floconneux qu'on laisse se rassembler pendant 1/4 d'heure, puis on filtre au papier Joseph : on recueille le précipité, on le lave deux fois à l'eau distillée ; on filtre de nouveau, et le dépôt qui reste sur le filtre est séché à l'ombre.

« L'eau qui a servi à laver le produit, doit être aussi conservée pour l'usage. (*Journ. de Médecine et de chirurgie pratique,* tome VIII, page 7). »

Le phosphate de fer a été essayé, mais sans succès, à la dose de 6 grains, 3 fois par jour, per le Docteur Woelker, dans un cas de cancer du sein. (*Journ. universel des sciences médicales,* tome IV, page 237), sans doute d'après l'usage qu'en a fait à l'extérieur Carmichaël dans divers cas de cancer ulcéré. Franck de Francfort, (*Bibliot. médicale*, tome LXXVI, page 240) et Schobeldt disent qu'à l'état liquide, c'est-à-dire apparemment dissous dans un excès d'acide, il est fort utile pour arrêter la carie des dents.

MM. Fuzet, Dupouget père et fils, ont préconisé aussi ce médicament comme ayant la propriété, non pas de guérir les ulcères cancéreux, mais de calmer les douleurs atroces qu'ils font éprouver, de changer l'aspect de leur surface et de les ramener à l'état de plaie simple.

Ils le donnent à l'intérieur à la dose de 3 grains portée graduellement jusqu'à 10 et répétée 3 fois par jour; en même temps ils font pratiquer sur les ulcères des lotions et des fomentations avec l'eau qui a servi au lavage du phosphate de fer dans la préparation de ce sel. (*Journ. de méd. et de chir. pratiques, loco citato.*)

Ces divers renseignements ne me conduisaient pas à un résultat positif ; il me semblait seulement possible d'en conclure que le phosphate de fer n'était que peu ou point connu en France; qu'il était peu employé; qu'il était regardé par les uns comme un médicament très actif, puisqu'il avait été employé pour combattre des maladies réputées incurables, tandis qu'il était regardé par les autres comme une substance inerte. Somme toute, j'étais à peu près aussi avancé après qu'avant mes recherches, et pour conclure quelque chose, il me restait à faire moi-même de nouvelles expériences

Sur ces entrefaite un Pharmacien de Paris, aussi instruit que modeste, M. Fourment ayant remarqué l'association du fer et du phosphate de chaux dans mes ordonnances, me demanda pourquoi je ne prescrivais pas de phosphate de fer ; mais par la raison bien simple, lui répondis-je, que je n'ai pas de renseignements suffisants sur ce médicament; je n'en connais ni les effets, ni les doses. Alors ce pharmacien me fit goûter quelques petites pastilles d'un gris verdâtre aromatisées à la vanille et contenant une petite quantité de phosphate de fer. Il m'apprit que depuis plusieurs années, il fabriquait ce médicament dont il se croyait l'inventeur et il ajoutait que différents médecins de son quartier, et particulièrement le docteur Léger, le prescrivaient avec succès aux femmes et aux enfants.

Le lecteur verra dans la 2e partie de ce travail *combien est soluble dans les liquides de l'estomac cette préparation réputée insoluble,* et comment elle se comporte dans l'organisme.

Mais dès à présent, je crois devoir dire qu'après les faits de guérison dont j'ai été témoin, et dont quelques-uns se trouvent rapportés à la fin de ce travail, le phosphate de fer n'est pas seulement une bonne préparation ferrugineuse, c'est un médicament qui possède un mode d'action spéciale qu'il doit sans doute au *phosphore*, qui entre dans sa composition.

A Dieu ne plaise que je veuille prétendre qu'avec ce médicament on pourra guérir toutes les maladies, ni qu'il faille l'administrer à tort et à travers, comme l'iode et l'huile de foie de morue dont on fait aujourd'hui un abus si déplorable; mais je crois fermement qu'on en pourra tirer un excellent parti, non seulement pour combattre la Chlorose et l'Anémie, ainsi que tous les désordres nerveux et les troubles fonctionnels qui en résultent, mais encore pour combatre avec efficacité, les affections du système osseux qui n'ont peut-être jamais été aussi mal soignées qu'à notre époque, grâce à la faveur exagérée dont jouit maintenant la médication altérante.

Nous ne voyons figurer ni l'iode ni l'arsenic au sein de nos organes et de nos tissus; mais nous y voyons figurer le *phosphore* en quantité bien considérable, d'abord dans le *lait* et le *sang qui servent à former tous nos organes*, ensuite dans nos principaux organes eux-mêmes : *les os*, *les dents*, *le système nerveux*, *le sperme*, *la chair musculaire*, et enfin dans tous les liquides de la digestion, *salive, bile*, *suc gastrique*, *suc pancréatique intestinal*, *etc.*

Ainsi on a trouvé que :

1° Sur 1,000 parties de lait de vache, il y avait 3,697 de sels minéraux dont 2,232 de phosphates, c'est-à-dire les *deux-tiers*. (Regnault).

1° Lait

Phosphate de chaux.	1,805	2,232
Phosphate de magnésie . . .	0,170	
Phosphate de fer	0,032	
Phosphate de soude.	0,225	
Chlorure de sodium	1,350	1,465
Carbonate de soude	0,115	
	3,697	

M. Cazeaux pense que lorsqu'une nourrice voit pendant l'allaitement, le nourrisson peut être affecté de rachitisme *à cause de l'élimination par le sang menstruel des phosphates calcaires contenus dans le lait et destinés à compléter l'ossification.*

Tout recemment encore la même opinion a été reproduite en Angleterre à la Société obstétricale de Londres ; M. Tibury Fox, s'appuyant sur les analyses de MM. Vernois et Becquerel, a cherché à établir que la persistance de la fonction menstruelle pendant l'allaitement, en diminuant la proportion de sels du lait a presque toujours pour conséquence le développement du rachitisme. (Thèse du Dr Plantin.)

Il est vrai que le 30 janvier de la même année M. Dechambre a publié dans la *Gazette hebdomadaire*, un article pour combattre cette théorie, en disant qu'il n'y avait que 25 *centigrammes de sels dans* 100 *grammes de lait* de femme; mais qu'est-ce que cela prouve? En effet, chaque tétée doit retirer de 80 à 200 grammes de lait, d'après M. Guillot Natalis, et l'enfant absorbe de 1000 à 1500 grammes de lait par jour, soit 3 grammes 50 de phosphates ou plus de 1 kilogramme au bout de l'année.

2° Sang.

MM. Becquerel et Rodier ont trouvé dans les cendres provenant de la calcination de 1,000 grammes de sang humain en moyenne.

Chlorure de sodium.	3,50	
Sels solubles : *Phosphate de soude*, carbonate de soude, sulfate de potasse.	2,80	3,10
Sels insolubles : *Phosphate de chaux* avec des traces de magnésie.	0,30	
Ils évaluent le fer contenu dans les globules à pour 1,000 de sang.	0,55	

3° Os.

Sur 100 parties d'os d'un homme adulte, il y en a 54,20 *de phosphates* (Régnault) :

Sous-phosphate de chaux avec une petite quantité de fluorure de calcium	53,04	54,20
Phosphate de magnésie.	1,16	
Carbonate de chaux.	11,30	
Soude et chlorure de sodium.	1,20	
Matière organique.	33.30	
	100,00	

4° Dents.

Sur 100 parties de dent d'homme on trouve 65,30 *de phosphates* (Régnault).

Phosphate de chaux avec fluorure de calcium.	64.30	65,30
Phosphate de magnésie.	1,00	
Carbonate de chaux.	5,30	
Soude avec un peu de chlorure de sodium	1,40	
Matière cartilagineuse.	28,00	
	100, 00	

D'après les pesées que M. Jobert de Lamballe a fait exécuter à la prière de M. Elie de Beaumont, un squelette humain desseché pèse en moyenne 4 kilogrammes, et contient 3,280 *grammes de Phosphate* de chaux; le poids d'un homme désséché étant d'environ 28 kilogrammes (1).

(1) MM. Bidder et Schmidt ont cru pouvoir conclure de leurs expériences que le poids du corps de l'homme étant de 64 *kilogrammes*, il y avait 44 *kilogrammes* d'eau et 20 *kilogrammes* de matière solide anhydre, que la totalité des liquides digestifs (salive, suc gastrique, bile, suc pancréatique et suc intestinal) sécrétés en 24 heures s'élève à 10 *kilogrammes* contenant 310 *grammes* de matière solide.

D'où il résulte qu'il y a chaque jour, indépendamment des boissons et des aliments

Or nous voyons que le lait, cet aliment complet par excellence, puisqu'il peut à lui seul former tous nos organes, renferme 22,30 *de phosphate*, et la *cendre* du grain de blé qui nourrit tant de millions d'hommes, contient jusqu'à 45 pour 100 *d'acide phosphorique*, correspondant à 95 *pour* 100 de Phosphate de chaux.

Voila pourquoi le blé joue un si grand rôle comme aliment, pourquoi sa culture est si épuisante, pourquoi enfin le noir animal, qui contient jusqu'à 75 *pour* 100 de son poids en phosphate de chaux jouit d'une si haute réputation comme engrais dans l'agriculture.

Le blé, le sarrazin et le Colza ont besoin d'une quantité de Phosphate 7 à 8 fois plus considérable que les betteraves et les navets, qui sont, comme chacun sait, fort peu nourrissants.

Ce sont là des faits qui ont été péremptoirement établis par les travaux de MM. Chevreuil, Payen, Boussingault, Magutti, Elie de Beaumont, Bertin de Nantes et sur lesquels je ne dois pas m'étendre davantage.

5° Email.

L'émail contient 90 de phosphates calcaires et magnésiens.

6° Nerfs.

Sur 100 parties, la substance nerveuse a fourni 6,65 *de phosphates* (Vauquelin).

Eau	80 00	
Albumine	7,00	
Matières grasses blanche et rouge	5,23	
Soufre, *phosphate* acide de potasse, *phosphate* de chaux et de Magnésie, chlorure de sodium	5,15	6,65
Phosphore combiné aux matières grasses	1,50	
Osmazone	1,12	
	100,00	

ingérés près de 10 litres d'eau qui sont versés dans le tube digestif, puis absorbés après avoir lavé et dissous les aliments. Ce resultat semble au premier abord étonnant, parce que nous ne le voyons pas s'accomplir sous nos yeux, et parce que nous oublions que le nombre des glandes de l'estomac est de 5 millions, celui des glandes (organes sécrétants) de l'intestin grèle de 50 millions; celui des villosites (organes absorbants) de ce même intestin 10 millions (*Traité d'anatomie* de Sappey, tome 3).

Mais il ne nous surprendra pas quand nous songerons à la quantite de liquides évacues en quelques heures sous l'influence d une attaque de cholera ou d'un simple purgatif.

Nous rappelons en terminant que sur 2,650 *grammes* d'aliments ou de boissons in-

M. Couerbe a trouvé environ 2,50 de phosphore pour 100, dans les cerveaux ordinaires et 1 à 1,50 seulement dans ceux qui avaient appartenu à des idiots et 4 à 4,50 dans les cerveaux d'aliénés. Il en a conclu, suivant nous, avec une certaine apparence de raison que le phosphore est le principe excitant du système nerveux et que l'absence de ce principe dans l'encéphale réduirait l'homme à la triste condition de la brute.

7° Liquide céphalo-rachidien.

Le liquide céphalo-rachidien au milieu duquel se trouve comme suspendu notre système nerveux, offre, d'après Lassaigne, la composition suivante :

Eau	98,564	
Albumine	0,088	
Chlorure de sodium et de potassium	0,801	
Osmazone	0,474	
Phosphate de chaux libre et matière animale.	0,036	0,053
Phosphate de chaux et carbonate de soude	0,017	
	99 980	

8° Sperme.

Le sperme soumis à l'analyse a fourni à Vauquelin 30 parties de phosphate de chaux sur 1,000.

Eau	900,00
Mucilage animal	60,00
Soude	10,00
Phosphate de chaux	30,00
	1,000,00

9° Chair musculaire.

M. Mulder a trouvé 33 parties de phosphate sur 10,000 de fibrine de sang de bœuf et d'albumine de sérum; d'après M. Regnault 100 parties de chair musculaire de bœuf se réduisant par la dessiccation à 25 parties, après l'incinération, il reste environ 1 1/2 partie de sels composés principalement de *phosphate de potasse*, de soude, de chaux, et d'une petite quantité de chlorures alcalins, c'est-à-dire que 10,000 grammes

troduits dans l'organisme, puis dissous dans ces 10 litres de liquides digestifs en 24 heures, il y en a 500 d'évacues à l'etat d'eau par la transpiration *du poumon*, 1,000 par la transpiration de la *peau* (laquelle presente environ 130 decimètres carres de surface et 2 *millions* de glandes sudoriferes), 1,000 par les urines, et 130 seulement par les matières fécales.

de chair musculaire se réduisent par la dessication à 2,500 grammes, et que sur ce poids, il y a environ 150 grammes de *phosphates alcalins*.

Le tissu musculaire a été l'objet d'un grand nombre de recherches chimiques; mais dans ces recherches on n'a pas isolé ce tissu des éléments qui entrent accessoirement dans sa composition, tels que les artères, les veines, les nerfs, le tissu cellulaire; par conséquent, les résultats de toutes ces analyses sont complexes et ne présentent qu'une valeur approximative.

Fourcroy a démontré que la fibrine en constitue la base et le caractérise d'une manière spéciale, les autres éléments énumérés par M. Orfila, sont : l'eau, la gélatine, l'albumine, une matière grasse composée d'oléine et de stéarine, la cérébrote, la créatine, l'acide lactique, le chlorure de sodium et de potassium, le *phosphate* de soude, d'ammoniaque et de chaux, le sulfate de potasse, l'*oxyde de fer*, et peut-être la soude et l'oxyde de manganèse. Les analyses, d'ailleurs incomplètes de Braconot et de Schlossberger ne diffèrent pas sensiblement de celles de Berzélius qui donne les chiffres suivants (Sappey, *Anatomie*, tome I).

Fibrine	1,580	
Cruor et albumine	220	
Gélatine	190	
Osmazone	180	
Ptyline	15	
Phosphate de soude	90	98
Phosphate de chaux	8	
Eau	7,717	
	10,000	

En résumé, nous trouvons que sur 1,000 parties en poids, les *phosphates* entrent pour :

3,00	dans le	sang.
2,25	—	lait.
3,30	—	albumine.
3,30	—	fibrine.
15,00	—	chair.
30,00	—	sperme.
66,00	—	nerfs.
542,00	—	os.
653,00	—	dents.
900,00	—	émail.

Mais il ne faut pas oublier que le lait et le sperme contiennent 900 d'eau pour 1,000 et que le sang et la matière nerveuse en contiennent 800, ce qui revient à dire que la composition en *phosphates* de ces matières desséchées est pour 1,000 parties en poids :

Sang	15,00
Lait	22,30
Chair musculaire	60,00
Sperme	300,00
Nerfs	332,00
Os	542,00
Dents	653,00
Email	900,00

10° Liquides de la digestion.

Que si maintenant nous venons à étudier la composition des liquides de l'organisme nécessaires à la digestion, comme la salive, la bile, le suc pancréatique, le suc intestinal, nous voyons que chacun d'eux renferme des espèces de *ferments particuliers*, ce qui déjà suffit pour nous faire présumer l'existence des *phosphates*, puisque les ferments ne peuvent se former en l'absence des phosphates. Mais les analyses de Berzélius, Leuret, Lassaigne, Enderlin, Freirichs, viennent confirmer pleinement notre manière de voir. Si ces habiles chimistes n'ont pas toujours pu indiquer avec une précision suffisante le poids des phosphates contenus dans chacune de ces différentes humeurs, nous savons qu'ils en ont constamment reconnu la présence.

Les matières solides contenues dans la bile renferment jusqu'à 20 et 25 pour 100 de *phosphates de soude*, les cendres fournies par le résidu de la salive donnent plus de 28 pour 100 de phosphates, et le tartre des dents 79 (Berzélius).

Tableau des liquides de la digestion sur 1,000 *grammes.*

Suc pancréatique. *Phosphates* de soude, de chaux, de fer, de magnésie et oxyde	0,090
Suc gastrique. *Phosphates* de chaux, de magnésie et de fer	0,150
Bile. *Phosphate* de soude et chlorure de sodium	2.500
Salive mixte. *Phosphates* alcalins	2,800
Suc intestinal. *Phosphates* de soude, chlorure de potassium, de sodium, etc.	14,500

Tartre des dents. *Phosphates* alcalins provenant de la salive. 790,000

Il ne faut pas oublier que ces liquides renferment 990 d'eau pour 1,000 environ.

Ajoutons encore, afin d'être aussi complet que possible que la présence des *phosphates* a été également constatée.

1. dans les Tendons, les Aponévroses, par Foucroy.
2. dans les Cartilages, par Chevreul.
3. dans le Tissu cellulaire, par John.
4. dans la Synovie, par Lassaigne et Boissel.
5. dans le chyle, par Tiedman et Gmélin.
6. dans les Eaux de l'amnios, par Vauquelin et Boniva.
7. dans le Mucus, par Berzélius.
8. dans les Larmes, par Fourcroy et Vauquelin.
9. dans la Sueur, par Thénard.
10. dans les Urines, par Berzélius, Vauquelin, Proust.

Notonsenfin que dans le rachitisme, l'urine, d'après Chaptal, Foucroy, etc, contient une forte proportion *de phosphates* de chaux, enlevée à l'organisme, et nous nous expliquerons comment *les phosphates* et l'huile de foie de Morue, qui est riche en Phosphore, sont de bons médicaments pour combattre cette maladie du système osseux.

11° Huile de foie de morue.

Depuis 1845, l'emploi de l'huile de foie de morue est devenu une sorte de banalité; mais ce médicament doit perdre une grande partie de la juste confiance qu'il mérite, si l'on songe aux fraudes dont il est l'objet et aux difficultés qu'on a pour le faire prendre.

Et d'abord l'huile noire pure qui vient de Terre-Neuve est rare, difficile à se procurer et fort peu employée en médecine à cause de son aspect repoussant.

Les huiles brunes sont les plus employées et consistent le plus souvent dans des mélanges d'huile de foie de morue, de marsouin, de cachalot, de baleinoptères ou de phoques, parce que les pêcheurs s'occupent bien moins de produire des huiles pures, que d'en produire beaucoup; on les obtient à Terre-Neuve en exposant aux rayons du soleil des foies d'une quantité de poissons entassés dans des cuves et en les soumettant à la presse à mesure qu'ils se putréfient. Quant aux huiles blondes, jaunes, dorées, blanches, elles s'obtiennent habituellement dans l'industrie en coupant les huiles brunes avec des huiles d'œillettes, de Sésane et d'Arachides, et cela dans des proportions qui vont jusqu'à 55 sur 100; on a même vendu à Paris, une soi-disant huile de foie de morue qui consistait en une solution de colophane dans une huile végétale.

Avec de telles données nous ne chercherons pas à établir une moyenne de la composition des huiles *prétendues* pures consommées par les malades, d'après l'avis de leurs médecins qui ne s'inquiètent pas assez de ces faits, nous nous contenterons d'exposer ici les analyses comparatives d'échantillons d'huile de foie de morue en provenance de Terre-Neuve, et d'huile de foie de morue extraite de foies parfaitement frais, dans des vases propres et à une douce chaleur :

On trouve sur 1,000 parties	— Terre-Neuve,		— huile fraîche.	
Oléine.	955	422	988	700
Margarine et gaduine. . .	40	017	8	760
Chlore.	0	125	1	122
Iode..	0	013	0	327
Brome.	0	000	0	043
Soufre.	0	069	0	201
Phosphore.	0	006	0	203
Acide phosphorique. . . .	0	095	0	108
Acide sulfurique..	0	021	0	236
Perte...	0	021	0	300
Phocéine.	2	510		
Acide chlorique.	0	021		
Acide phocénique.	1	770		
Acide acétique..	0	010		

Ces analyses ont été faites par MM. Girardin, professeur de Chimie à Rouen, depuis Doyen de la Faculté des sciences de Lille, Delatre et Rigel ; elles se trouvent consignées dans un travail qui a reçu l'approbation de l'Académie impériale de médecine, le 3 mai 1859.

L'huile de foie de Morue pure devrait renfermer environ 3 *décigrammes de phosphore*, d'iode et de soufre par litre ; mais sous l'influence de la putréfaction et de la chaleur, l'iode s'échappe en totalité ou en partie, de telle sorte que plusieurs chimistes n'en ayant pas pu trouver, ont cru pouvoir en nier l'existence.

12° Eaux Minérales.

Lorsque nous avons commencé notre travail sur le phosphate de fer, nous avons dit que les effets thérapeutiques que nous avons obtenus pourraient bien devoir être attribués avec autant de raison au phosphore qu'au fer, et qu'au lieu de s'ever tuer à chercher quand même de l'arsenic et de l'iode dans des eaux Minérales qui n'en renferment pas, il serait peut-être plus convenable de rechercher la présence du phosphore qui est indispensable à notre organisme, et dont l'action comme médicament n'est certainement pas moindre que celle de l'iode.

Je ne prétends pas expliquer l'action favorable de toutes les eaux minérales par la présence du phosphore seul, mais je suis persuadé que ce corps joue un rôle important dans l'hydrologie, j'ai même été frappé en parcourant les analyses d'eaux minérales qui me sont tombées entre les mans, de voir que *dans toutes celles où la présence du phosphate avait été constatée, on avait trouvé du fer*, et je suis porté à croire que s'il existe des eaux ferrugineuses où la présence du phosphore n'a pas été constatée, c'est qu'on ne l'a pas recherché avec soin. Je ferai observer que je n'ai pas dit que toutes les eaux minérales renfermaient du phosphore, ni que toutes celles qui en contenaient le contenaient à l'état du phosphate de fer, par la raison qu'il ne me semble pas possible de dire au juste quelles combinaisons salines existent dans les eaux minérales, non plus que dans les huiles ou les extraits, qui sont des médicaments complexes.

C'est pour cela que le tableau comparatif que nous avons dressé ne présente, d'après moi, qu'une valeur relative, et que si la question des phosphates acquiert, comme je le crois, une grande importance, on fera bien de reprendre l'analyse de toutes les eaux minérales et de constater très exactement le poids du *phosphore et du fer* contenu dans ces eaux.

Pour l'instant je me borne à constater purement et simplement un fait irrécusable, c'est que *toutes les eaux Minérales phosphorées*, dont j'ai pu me procurer l'analyse, *contiennent du fer;* mais je pense que s'il plaisait à un chimiste de dire que dans ces eaux le phosphore et le fer se trouvent à l'état de phosphate de fer, ou aurait bien de la peine à lui démontrer qu'il se trompe, si tant est que véritablement il se trompât.

Quoi qu'il en soit, j'aurai démontré autant qu'il était en moi:
1° *Que le phosphale de fer est un excellent médicament parce qu'il réunit deux corps simples indispensables l'un et l'autre à la constitution de l'organisme et à l'entretien de la vie;*
2° Jaurai fait voir que l'huile de foie do morue et les eaux minérales pourraient bien devoir à ces mêmes principes leurs effets salutaires.

DEUXIÈME PARTIE

Chimie et Physiologie.

Indications thérapeutiqnes.

Dans la première partie de mon travail j'ai exposé comment j'avais été conduit à administrer le phosphate de fer à des malades, et comment après en avoir obtenu d'excellents résultats j'avais cru devoir appeler l'attention du corps médical sur cette préparation ferrugineuse qui doit, suivant moi, occuper le premier rang parmi ses congénères.

J'ai émis cette opinion qu'au lieu de s'évertuer à chercher partout des traces presque hypothétiques d'arsenic ou d'iode, et d'administrer à tort et à travers ces substances aux malades, il serait peut-être plus convenable et plus vrai, d'attribuer l'action curative de certains médicaments complexes *à la présence réelle du phosphore*, substance non moins active que les deux précédentes, mais qui en diffère en ce qu'elle fait essentiellement partie de l'organisme humain; et que sans elle la vie ne saurait subsister à la surface de la terre.

J'ai démontré par des chiffres empruntés aux analyses chimiques les plus célèbres, le rôle immense que joue le phosphore au sein de l'organisme humain.

Nous avons vu que les phosphates constituaient la partie la plus importante du lait, du sperme, des nerfs, des os, des dents et de leur émail, et qu'on les retrouvait dans le sang, ce liquide nourricier par excellence, aussi bien que dans l'albumine, la fibrine et la chair musculaire, et qu'enfin ils faisaient partie de tous les liquides de la digestion, salive, suc pancréatique, suc intestinal, bile, suc gastrique, etc. Nous avons également arrêté notre attention sur la composition des globules sanguins et particulièrement sur l'influence du fer contenu dans le sang, et sur la manière de revivifier et de fortifier le sang en administrant les ferrugineux, et nous avons terminé en citant quelques faits qui nous avaient paru de nature à faire admettre l'utilité et l'efficacité du phosphate de fer.

Aujourd'hui nous voulons aborder plus particulièrement l'étude du phosphate de fer, c'est-à-dire la manière dont on l'obtient et dont il se comporte en présence des liquides contenus dans l'estomac. (1)

Neveu d'un médecin qui s'est occupé de recherches sur la digestion, j'aurai tâché d'apporter à la science mon contingent d'efforts ; heureux si je puis parvenir à élucider une question de physiologie médicale digne du plus haut intérêt.

Le phosphate de fer (*ferrum phosphorium*, *phosphas ferrosus*) est une poudre d'un bleu gris, insoluble dans l'eau, soluble dans les acides; il a pour formule 2 Fe O Ph O^5.

On l'obtient en décomposant un soluté de proto-sulfate de fer par un soluté de phosphate de soude.

Le phosphate de soude ordinaire du commerce s'obtient en ajoutant du carbonate de soude à la dissolution du phosphate acide de chaux qu'on obtient en traitant les cendres d'os par l'acide sulfurique. C'est donc, en réalité, l'acide phosphorique des os réuni à du fer qui constitue le phosphate de fer. La réaction s'opère entre un équivalent de phosphate de soude 2 N a O Ph O^5 et deux équivalents de sulfate de fer (Fe O S O^3) $\times^2$.

L'équivalent de l'oxygène étant. . .	100
L'équivalent du fer étant.	350
L'équivalent du phosphate étant. . .	400

Il en résulte que l'équivalent du phosphate de fer 2 Fe O Ph 0^5

est . . 1800

En effet, il y a dans un équivalent de phosphate de fer

Sept équivalents d'oxygène.	700
Deux équivalents de fer.	700
Et un équivalent de phosphore. . . ,	400

Tous ces nombres étant exactement divisibles par 100, il en résulte que 18 grammes de phosphate contiennent :

9 grammes d'acide phosphorique.
9 grammes d'oxide de fer.

Ou : { 7 grammes d'oxygène.
7 grammes de fer.
4 grammes de phosphore.

(1) En ce moment et malgré l'appréciation favorable du rapporteur de l'Académie de Médecine, M Boudet, le phosphate de fer peut être considéré comme un médicament secret. Or, en vertu de la legislation ridicule qui régit encore la pharmacie, mais qui heureusement, dit on, va bientôt disparaître, les pharmaciens qui font commerce de ces medicaments doivent être poursuivis par mesure de police correctionnelle et punis d'une amende de 25 à 600 francs.

Ou, approximativement, que le phosphate de fer est formé en poids de 2/5 d'oxygène, 2/5 fer, 1/5 phosphore.

Ainsi, quand vous administrez 10 centigrammes de phosphate de fer, vous administrez :

4 centigrammes d'oxygène.
4 centigrammes de fer.
2 centigrammes de phosphore.

Ou : { 5 centigrammes d'acide phosphorique.
5 centigrammes d'oxyde de fer.

En regardant ces nombres, je me suis bien souvent demandé s'il y avait d'autres médicaments qui réunissent autant de principes stimulants, toniques et reconstituants, et faisant partie de l'organisme, dans des proportions aussi simples et aussi favorables à l'absorption.

Mais, dira-t-on peut-être, le phosphate de fer est insoluble. — Ceci me conduit naturellement à étudier, avec détail, une des questions les plus mal connues, je veux parler de l'absorption des médicaments et particulièrement des substances insolubles.

Si le pyro-phosphate est préconisé, tandis que le phosphate reste dans un oubli tel, que la très-grande majorité des médecins de France en connaissent à peine le nom ; si l'on s'est donné un mal infini pour obtenir un *pyro-phosphate de fer ammoniacal qui coûte fort cher et qui contient moins de un cinquantième de son poids en fer* (18/1000 Dorvault), n'est-ce pas parce que le pyro-phosphate est soluble dans l'eau, et que le phosphate ne l'est pas ?

Mais lorsqu'il s'agit d'examiner si une substance médicamenteuse, et particulièrement un sel minéral, est soluble et absorbable, on devrait bien moins s'attacher à son peu de solubilité dans l'eau, qu'à son degré de solubilité dans les liquides de l'estomac.

On sait que le suc gastrique, sécrété dans l'épaisseur des parois de l'estomac, et versé dans la cavité de cet organe, est l'agent principal de la digestion ; mais on a dit et écrit tant de choses contradictoires sur la composition et sur le mode d'action de ce liquide, que nous croyons devoir rappeler quelques-uns des faits les mieux observés ; de la sorte, chacun pourra comprendre aisément comment nous avons pu entreprendre des expériences qui offrent des garanties d'exactitude d'autant plus grandes, qu'elles peuvent être répétées, contrôlées et vérifiées avec une grande facilité.

Le suc gastrique se compose essentiellement d'eau, tenant en dissolution de la pepsine associée à une autre certaine quantité *d'acide chlorhydrique* et *d'acide lactique*, du chlorure de sodium et quelques autres matières *minérales;* mais la production de cette humeur n'est pas constante; le travail sécrétoire qui y donne naissance est intermittent, et son activité est soumise à l'influence de plusieurs circonstances.

Faute d'avoir connu ces faits, ou d'en avoir suffisamment tenu compte, les premiers expérimentateurs qui se sont occupés de l'étude du suc gastrique, ont été exposés à des erreurs graves.

Ainsi, lorsque l'estomac est en repos, il n'y arrive que peu ou point de suc gastrique ; le liquide contenu dans ce viscère, est formé presque entièrement de salive plus ou moins altérée, et de mucus. D'où l'inutilité des expériences faites avec le liquide trouvé dans l'estomac des cadavres.

Mais lorsque l'estomac est appelé à jouer un rôle actif dans la digestion, le travail sécrétoire se réveille dans les glandules pepsiques, et il sort de ces organites du *suc gastrique qui est toujours acide*, ainsi qu'on peut le reconnaître par son action sur le papier de tournesol.

La réaction acide du liquide fourni par les parois de l'estomac *cette eau-forte animale*, comme l'appelait Van Helmont, avait été constatée chez le cochon, vers la fin du XVIIe siècle, par Viredeti; mais d'après les expériences de Spallanzani et de quelques autres physiologistes, on considérait généralement le suc gastrique comme étant neutre; et Carminati paraît avoir été le premier à remarquer que s'il en est ainsi chez les animaux, à jeun, il en est autrement après les repas, et qu'alors les liquides de l'estomac sont acides.

L'acidité du suc gastrique fut constatée ensuite par beaucoup d'autres expérimentateurs; mais plusieurs physiologistes n'admirent pas ce fait jusqu'à ce que les expériences pratiquées simultanément en France par Leuret et Lassaigne, et en Allemagne par Tiedman et Gmelin, fussent venues lever toutes les incertitudes et donner l'explication des observations contradictoires qui jusqu'alors justifiaient les doutes.

Mais la nature du principe qui donne à ce liquide son acidité resta longtemps encore inconnue, et aujourd'hui tous les physiologistes ne sont pas d'accord sur ce point. Afin d'élucider cette importante question, nous avons emprunté différents passages de l'ouvrage si remarquable et si consciencieux de M. Milne Edwards.

On pensa d'abord que le suc gastrique contenait de *l'acide lactique*.

L'existence de l'acide lactique dans le suc gastrique du veau fut annoncée par Macquart en 1786, et vers 1816 M. Chevreul, en examinant une certaine quantité de liquide expulsé de l'estomac de l'homme par régurgitation volontaire, y trouva :

1° De *l'acide lactique* uni à une matière animale soluble dans l'eau et insoluble dans l'alcool;

2 Un peu de chlorhydrate d'ammoniaque et de chlorure de potassium;

3o Une certaine quantité de chlorure de sodium;

4° Du mucus;

5° Beaucoup d'eau.

En 1824, Graves trouva de *l'acide lactique* dans le liquide vomi par un malade atteint de dyspepsie, et en 1825 Leuret et Lassaigne conclurent de leurs expériences sur le suc gastrique du chien que ce liquide contenait de *l'acide lactique*, du chlorhydrate d'ammoniaque, du chlorure de sodium, une matière animale soluble dans l'eau, du mucus, du *phosphate de chaux*, et 98 centièmes d'eau.

Plus récemment, MM. Bernard et Baressvil ont été conduits par leurs expériences à admettre aussi que les propriétés acides du suc gastrique sont dues à la présence d'une certaine quantité d'*acide lactique* libre.

Mais en 1824 Proust étudia d'une manière plus complète la question, et fit voir que le liquide dont sont imprégnés les aliments dans l'estomac de divers mammifères contient de *l'acide chlorhydrique* à l'état de liberté, ou du moins non combiné, soit avec des bases fixes, soit avec de l'ammoniaque.

Les résultats obtenus par ce chimiste furent confirmés par les recherches de Tiedman et Gmelin, Prevost et Morin, Bidder et Schmidt, Bouchardat et Sandras (oncle), Lehmann, Braconnot et Enderlin.

Tiedman et Gmelin concluent de leurs expériences sur le suc gastrique du chien et de plusieurs autres mammifères, que ce liquide contient plusieurs acides libres, savoir :

1o *De l'acide chlorhydrique,*

2° *De l'acide acétique ou lactique,*

3o De l'acide butyrique.

En 1835, Braconnot étudia chimiquement du suc gastrique recueilli sur un chien par M. Blondelot, et ses expériences le conduisirent à admettre que ce liquide contenait :

1° *De l'acide chlorhydrique* en quantité remarquable,

2° Du chlorhydrate d'ammoniaque,
3° Des chlorures et du *phosphate de chaux.*

En distillant le liquide fourni par les matières alimentaires contenues dans l'estomac d'un supplicié, M. Enderlin en a retiré de *l'acide chlorhydrique* libre.

Dans dix-huit expériences faites sur des chiens, MM. Bidder et Schmidt n'ont trouvé dans le suc gastrique aucune trace d'acide lactique ou d'aucun autre acide organique; mais ils ont trouvé que chez les herbivores *l'acide chlorhydrique* libre était accompagné de petites quantités d'*acide lactique.*

Enfin M. Lehmann, dans des recherches récentes, a constaté que si l'on dessèche à froid et dans le vide du suc gastrique normal, il s'en dégage de l'*acide chlorhydrique* que l'on peut recueillir et doser; mais le résidu est encore acide et fournit à l'analyse une quantité considérable d'*acide lactique.*

MM. Bouchardat et Sandras, dans leurs recherches sur la digestion, disent, page 15 : le suc gastrique contient des proportions très-notables d'acides *chloryydrique* et *lac'ique.* Ces acides ont été fournis évidemment par la décomposition des sels dont l'économie est imprégnée, de chlorure du sodium et du lactate de soude.

Dans six expériences de ce genre M. Lehmann recueillit de l'acide *chlorhydrique* dans la proportion de 0,098, à 0,132 pour 100 de suc gastrique et dans le résidu il trouva de *l'acide lactique* dans la proportion de 0,320, à 0,583 pour 100.

Dans une série de 9 analyses de suc gastrique obtenu au moyen de fistules artificielles sur des chiens dont la sécrétion salivaire était préalablement détournée des voies digestives, MM. Bidder et Schmidt ont obtenu les moyennes suivantes pour 1000 *parties* de liquide.

Eau.	973,000
Pepsine et autres matières organiques	17,000
Acide chlorhydrique libre.	3,050
Chlorure de potassium.	1,125
Chlorure de sodium.	2,507
Chlorure de calcium	0,624
Chlorure d'ammoniaque.	0,468
Phosphate de chaux.	1,725
Phosphate de magnésie	0,226
Phosphate de fer.	0,082

Dans une autre série d'expériences, quand la salive pouvait arriver dans l'estomac, la proportion d'acide libre ne s'élevait qu'à 2,337, et la quantité de matières organiques était un peu plus considérable.

Enfin le *suc gastrique d'une femme* qui portait depuis longtemps une fistule gastrique a été analysé 2 fois par M. Schmidt et a donné les résultats suivants :

	1re Expérience.	2e Expérience.	Moyenne.
Eau.	994,610	994,190	994,404
Pepsine etc.	3,016	3,374	3,195
Acide chlorhydrique.	0,217	0,183	0,200
Chlorure de calcium.	0,092	0,031	0,061
Chlorure de sodium.	0,345	1,584	1,465
Chlorure de potas. .	0,570	0,530	0,550
Phosphate de chaux, de magnésie *et de fer*	0,150	0,100	0,125

MM. Bidder et Schmidt ont aussi cherché à évaluer la quantité de suc gastrique produite chez *l'homme* au moyen de quelques expériences faites sur des chiens dont l'estomac avait été mis en communication avec l'extérieur par une ouverture fistuleuse. D'après la quantité qu'ils supposèrent devoir être sécrétée journellement et en comparant les données numériques ainsi obtenues au poids total du corps de chaque animal employé, ils arrivèrent à ce résultat que pour 1 kilogramme de ce poids, il y a formation de 100 grammes de suc gastrique. Admettant ensuite que la même proportionnalité existe entre le poids du corps humain et le poids du suc gastrique sécrété, ils estiment à près de 6 kilogrammes 1/2 la quantité de liquide que l'estomac d'un homme de taille ordinaire doit sécréter dans les 24 heures.

Chez la femme de Dorpat, qui portait une fistule gastrique, la quantité du suc gastrique fournie par cet orifice était beaucoup plus considérable.

Dans quelques circonstances l'écoulement était si abondant que dans l'espace de 15 minutes on a recueilli plus de 300 grammes de ce liquide, et M. Schmidt l'évalue en moyenne à 580 grammes par heure, ce qui correspondrait à 14 kilogrammes par jour.

Mais il me paraît impossible de supposer que dans l'état normal les choses puissent se passer de la sorte. (Milne Edwards tome, VII Physiologie *passim*). Il ne faut pas oublier que la surface de l'estomac est d'environ 5 décimètres carrés, et qu'elle présente plus de 5 millions de glandes (125 par millim. carré).

De tout ce que nous venons de dire, il résulte très-manifestement :

1° Que le suc gastrique est *franchement acide*,

2° Que son acidité doit être attribuée à la présence d'une certaine quantité *d'acide lactique* et *d'acide chlorhydrique*,

3° Que le meilleur moyen d'étudier la manière dont se comportent les préparations ferrugineuses en présence des liquides acides contenus dans l'estomac, consiste (outre l'épreuve clinique) à examiner comment elles se comportent en présence des acides *chlorhydrique* et *lactique*.

Nous avons constaté expérimentalement que le phosphate de fer et le fer réduit par l'hydrogène étaient de toutes les préparations martiales insolubles dans l'eau pure celles qui étaient les plus solubles dans les liquides acides de l'estomac.

Plusieurs sels dits solubles se sont décomposés en présence de l'acide chlorhydrique et ont donné lieu à des précipités.

D'autres, comme le sulfate et le perchlorure, sont tellement irritants ou caustiques, qu'il convient de ne les administrer qu'avec de grandes précautions. Ainsi je connais une personne qui a eu des douleurs d'estomac atroces parce que son médecin avait commis la faute de lui faire prendre du perchlorure de fer en pilules, et j'ai vu mourir dans d'horribles souffrances une malheureuse femme qui avait bu quelques grammes de perchlorure de fer liquide prescrit pour l'usage externe.

Ainsi, sur 15 préparations ferrugineuses la chimie et la physiologie semblent nous en indiquer deux comme devant être préférées à cause de leur solubilité dans le suc gastrique ; ce sont, *le fer réduit par l'hydrogène* et *le phosphate de fer*. Maintenant de ces deux préparations, laquelle doit l'emporter ?

S'il ne s'agit que de fournir beaucoup de métal, le fer réduit aura la préférence, car sur 18 gr. de *phosphate de fer* il n'y a que 7 grammes de métal. Mais le phosphate de fer aura *la préférence* si l'on veut bien admettre que dans la chlorose et l'anémie, le rachitisme, etc., il y a autre chose qu'un organisme un peu moins riche en fer que dans l'état normal; si l'on veut observer que l'affaiblissement est général, et que les troubles fonctionnels du système nerveux sont presque constants. En effet, nous trouvons dans le phosphate de fer tous les élements d'un médicament tonique et constituant par excellence, l'oxygène, le phosphore et le fer.

J'ai démontré, je crois péremptoirement, l'importance du *phosphore*, qui entre dans la constitution des liquides digestifs, du lait, du sperme, des nerfs, du sang, de l'albumine, de la fibrine, de la chair, des os, des dents et de leur émail. Il serait superflu de revenir maintenant sur l'influence débilitante de la gestation, de la lactation, et surtout des évacuations spermatiques et sanguines. L'influence du phosphore comme aphrodisiaque sur des individus épuisés est connue. Le *fer* est, avons-nous dit, pour la chlorose et l'anémie le médicament par excellence.

De même que MM. Trousseau et Grisolle, nous conseillons d'administrer les préparations de fer dites insolubles, et le phosphate de fer est dans ce cas; on peut commencer par 10 ou 15 centigrammes à chaque repas, et si le médicament est bien supporté arriver à des doses plus élevées, 1, 2 et 3 grammes dans les 24 heures ; *mais à quoi bon employer tant de métal,* s'il est vrai, comme l'a établi le professeur Cornéliani de Pavie, qu'il n'y a jamais plus de 25 à 30 centigrammes de fer absorbé quelle que soit la quantité qu'on donne (Grisolle, t. I, p. 179).

D'ailleurs le fer dans l'anémie et dans la chlorose n'agit pas instantanément ; ce n'est en général qu'après une ou deux semaines de son usage que les malades en éprouvent les premiers effets. M. Cornéliani (après Sydenham) dit que ce n'est qu'après un mois de l'emploi du fer qu'on voit le sérum diminuer et le nombre des globules augmenter ; le sang n'a repris ses propriétés normales qu'après deux mois de traitement.

Le professeur Cornéliani a de plus essayé de prouver expérimentalement que l'augmentation des globules tenait à l'usage du fer et nullement à l'alimentation animalisée à laquelle on soumet en général les malades qui prennent du fer. Il a également essayé de démontrer que le fer, pendant la digestion, était transformé en lactate, et cela d'autant plus activement que *l'estomac des chlorotiques lui a paru contenir une proportion d'acide lactique* plus grande que chez le commun des individus (*Ann. de méd.*, 1843).

Pour moi, il est incontestable que dans la très-grande majorité des cas *le suc gastrique des chlorotiques est extrêmement acide;* mais je ne me permets pas de décider si cet excès d'acidité doit être attribué à la prédominance de l'acide lactique plutôt qu'à la prédominance de l'acide chlorhydrique.

Ce que je sais parfaitement, c'est que cette sécrétion acide fatigue en général beaucoup les malades ; qu'elle donne lieu à des douleurs d'estomac plus ou moins vives, et que le meilleur moyen d'y remédier consiste à administrer le bicarbonate de soude, la magnésie ou la chaux, qui agissent presque instantanément comme alcalins,

A ce sujet, je me permettrai de faire une réflexion bien simple, mais qui n'en a pas moins son importance pratique : si, comme la chose paraît positive, *le suc gastrique des chlorotiques est trop chargé d'acide lactique, pourquoi administrer le lactate de fer?*

M. Blondelot avait cru pouvoir démontrer qu'il n'existe dans le suc gastrique ni acide chlorhydrique, ni acide lactique libre, et que l'acidité de ce liquide est due à la présence d'un biphosphate de soude. MM. Bernard, Bareswil et Dumas ont combattu cette opinion avec succès, et MM. Bidder, Schmidt et Schiff ont trouvé que le suc gastrique *des chiens* contient du phosphate acide de chaux quand ces animaux ont mangé des os, mais n'en renferme pas quand ils ont été privés de ces corps pendant quelque temps. On sait que les os en contact avec les acides, même les plus faibles, abandonnent une certaine quantité de chaux et donnent naissance à du phosphate acide de chaux; or il résulte des recherches de MM. Bidder et Schmidt que la quantité d'acide chlorhydrique libre contenu dans le suc gastrique du chien est environ dix fois plus considérable que celle contenue dans le suc gastrique de l'homme; le résultat chimique obtenu par M. Blondelot, tout en étant exact, peut donc être dû seulement à la présence de fragments d'os dans l'estomac des animaux soumis à ses expériences.

Afin de nous rendre compte autant que possible des décompositions que le phosphate de fer était susceptible d'éprouver dans l'estomac, nous avons essayé d'obtenir des digestions artificielles.

A cet effet nous avons introduit dans des éprouvettes chauffées à 40 degrés :

1. De l'eau ;
2. De la salive ;
3. De la pepsine ;
4. Du phosphate de fer.

Puis nous avons ajouté, tantôt isolément, tantôt successivement, tantôt simultanément :

Du chlorure de sodium ;
Du vin de quinquina ;
Du vinaigre ;
De l'acide lactique ;
De l'acide chlorhydrique,

Or, dans toutes ces opérations, nous avons constaté la solubilité du *phosphate de fer*.

Nous avons dit précédemment pourquoi et comment nous avions été conduit à attribuer au phosphate de fer une valeur tout à fait exceptionnelle; nous chercherons maintenant à nous rendre compte des phénomènes qui doivent accompagner l'ingestion de ce médicament.

De deux choses l'une, ou la pastille est croquée, triturée par les dents (car c'est sous la forme de pastilles que nous l'employons), ou bien elle est désagrégée par l'influence du liquide salivaire seule.

Il est à remarquer que, bien que dans certains cas, le sel de fer semble subir alors un premier degré de décomposition, il n'attaque pas les dents et ne les noircit pas Ceci est d'une grande importance lorsqu'il s'agit d'un médicament qui s'adresse spécialement à des femmes et à des femmes jeunes. Aussi, je ne saurais laisser passer sans protestation cette phrase d'un de mes confrères qui, pour soutenir le lactate, s'écriait :

« Qu'est-ce que cela me fait qu'il attaque ou noircisse les dents, c'est un sel de fer plus soluble que le phosphate ? » Je doute que s'il se fût agi de sa femme ou de sa fille il eût tenu un pareil langage.

Quoi qu'il en soit, le *phosphate de fer* arrive divisé dans l'estomac, et il s'y trouve en contact avec le suc gastrique, c'est-à-dire avec un liquide composé d'acide chlorhydrique, d'acide lactique, de pepsine, de chlorure et de calcium, de sodium de potassium à une température de 40 degrés. Il est probable que l'acide phosphorique est mis en liberté et qu'il s'unit à la chaux, à la soude et à la potasse, tandis que le fer s'unit aux acides chlorhydrique et lactique.

Les principaux produits absorbés par l'organisme doivent être des *phosphates* de chaux et de soude, du lactate, du *phosphate* et du chlorure de fer ; cependant il est très-probable que les réactions ne s'opèrent pas toujours identiquement de la même manière dans tous les organismes, puisque tous les sucs gastriques humains ne sont pas également acides On sait que celui des chlorotiqves et des névropatiques est en général d'une acidité remarquable. De là ces aigreurs d'estomac, ces pyrosis, ces digestions singulières (on digère des pierres calcaires et on ne digère pas la viande qui répugne); de là ces répulsions instinctives, ces appétits bizarres ; de là ces effets différents obtenus avec un même médicament; de là probablement cet effet laxatif, produit par le phosphate de fer sur un certain nombre de personnes, mais non sur toutes.

Nous verrons dans la troisième partie de ce travail quels sont les motifs qui doivent faire employer dans la pratique les *pastilles de phosphate de fer*, c'est-à-dire le phosphate de fer incorporé dans une pâte sèche composée de gomme et de sucre; mais je traiterai de suite la question de chimie physiologique pour ne pas scinder mon sujet.

On peut dire : 1° relativement à la gomme, que la salive mixte transforme les matières amylacées en dextrine, puis en sucre, que par conséquent elle les rend solubles dans l'eau et assimilables; 2° relativement au sucre, qu'il peut être absorbé sans avoir subi d'altération notable, et qu'alors il est brûlé dans les poumons pour servir d'aliment respiratoire.

Nous savons en effet que l homme use ou plutôt brûle par la respiration 10 grammes de carbone ou charbon par heure, et qu'il exhale de la vapeur d'eau. Or le sucre, de même que la fécule, les matières amylacées et la gomme, est composé de carbone C, d'hydrogène H et d'oxygène O, en parties égales $C^{12}H^{12}O^{12}$. Le sucre peut donc être considéré soit comme un hydrogène carboné HC plus de l'oxygène O = (HC + O), soit comme de l'eau HO plus du charbon C = (HO + C), qui se retrouvent précisément dans les produits de la respiration vapeur d'eau et acide carbonique.

Mais si le *Sucre* est fourni à l'organisme en plus grande abondance que ne l'exigent les besoins respiratoires, s'il n'est pas entièrement brûlé, il peut se transformer en *Graisse;* dans ce cas, l'oxygène qui le compose sert à oxyder ou brûler certains aliments ou certains produits de l'organisme, et alors il se dépose dans les tissus un *sucre désoxygéné* (HCO — O), c'est-à-dire un hydrogène carboné qui n'est autre chose que la graisse. Et qu'on ne vienne pas nous dire que ce sont là de pures théories chimiques : il y a des faits et qui plus est des faits pratiques qui prouvent la réalité de ce que nous venons de dire. L'industrie engraisse les oies avec du maïs qui ne renferme pas le millième de son poids en graisse. Or, une oie maigre pesant primitivement 4 livres et nourrie exclusivement de maïs (fécule) pesait au bout de 36 jours 9 livres et fournissait 3 livres et demie de graisse. La *fécule* et le *sucre*, car c'est tout un, peuvent donc se transformer en *graisse*

Cependant il peut arriver que les matières organiques aussi bien que les myriades d'infusoires contenus dans les liquides digestifs, soient susceptibles de jouer le rôle de *Ferments* et par suite de transformer le sucre et la gomme en acide lactique, en acide butyrique, acide carbonique et hydrogène.

La formule du sucre étant $C^{12}H^{12}O^{12}$ et la formule de l'acide lactique étant $C^6H^6O^6$, on voit qu'un équivalent de sucre égale deux équivalents d'acide lactique $C^{12}H^{12}O^{12}$ égale $2C^6H^6O^6$, ou bien encore qu'un équivalent de sucre égale :

SUCRE $C^{12}H^{12}O^{12}$ égale		
	1 équivalent d'acide butyrique	$C^8H^8O^4$,
	4 équivalents d'acide carbonique	$C^4\ O^8$,
	4 équivalents d'hydrogène	H^4
		$C^{12}H^{12}O^{12}$.

MM. Boutron et Fremy avaient constaté que le ferment qui est appelé à déterminer la transformation du sucre, de la dextrine, du sucre de lait et de la gomme en acide lactique se développe dans les infusions préparées soit avec la diastase, soit avec du caséum, soit avec des membranes organiques, telles que la tunique muqueuse de l'estomac, en un mot par des matières albuminoïdes altérées.

Mais c'est M. Pasteur qui a démontré l'*organisation des ferments lactique et butyrique*

En semant des globules de ferment lactique dans une dissolution de sucre additionnée d'un sel ammoniacal, de *phosphates* et de carbonate de chaux, il s'est produit du lactate de chaux en même temps que l'ammoniaque disparaissait et que les phosphates et le carbonate de chaux se dissolvaient. (Thèse de M. Manoyer.—Strasbourg, 1862.)

La salive mixte de l'homme contient un ferment spécial, la diastase ; elle se compose de 99 centièmes d'eau et de 1 centième de matières solides.

En analysant les cendres fournies par ce résidu solide, M. Tuderlin a obtenu 28 pour 100 de *phosphate* alcalin.

Le suc pancréatique contient un ferment spécial. Leuret et Lassaigne d'abord, Tiedmann et Gmelin ensuite, le trouvèrent composé d'eau, de *phosphates* alcalins, etc.

Enfin M. Schmidt a trouvé que le suc pancréatique du chien contenait entre 15 et 23 pour 1000 de matières solides, et que sur 100 de matières solides il y en avait 99 de matière organique et 1 de matière inorganique.

Nous avons vu précédemment que le suc gastrique contenait un ferment spécial, la pepsine, et qu'il était composé de *phosphates*.

Faut-il ajouter que d'après Lassaigne le suc intestinal est composé d'eau ?

Eau,	98,10
Albumine,	3,45
Chlorure de sodium et de potassium, *phosphate* de soude,	1,45

Que M. Frerichs a trouvé dans la bile humaine 12 pour 100 de matières solides, dont 0,20 à 0,25 pour 100 de *phosphate* de soude et de chlorure de sodium ?

Ainsi la bile contient :

Eau,	90
Matières organiques,	9
Matières inorganiques,	1

dont 1/4 en *phosphates.*

D'où nous pouvons conclure que le *phosphate de fer* peut faciliter la digestion en fournissant les éléments des ferments digestifs, et par conséquent remplacer la pepsine.

Nous avons vu précédemment que le phosphate de fer était « soluble dans les liquides de la digestion, qu'il était absorbé et qu'il concourait à la formation de tous les tissus qui constituent l'organisme humain aussi bien qu'à celles des liquides spéciaux par le moyen desquels notre digestion s'exécute. » Cherchons maintenant à nous rendre compte du rôle que les sels, chlorure de sodium et de phosphate de chaux jouent dans le sang.

M. Milne Edwards, tom. VII, p. 525, s'exprime ainsi :

« La presque totalité du chlorure de sodium qui se trouve dans nos aliments ou que nous y ajoutons comme condiment, après avoir été absorbée et versée dans le sang, est séparée de ce liquide par l'action sécrétoire des reins et excrétée avec les urines. Au premier abord, on pourrait donc croire que cette substance minérale est sans usage dans l'économie, ou tout au moins que l'organisme n'en utilise que des quantités très-minines. Mais cette opinion serait erronée.

« Lorsque dans une des premières leçons de mon cours, je faisais l'histoire du sang, j'ai dit que les globules rouges dont ce liquide est chargé ne conservent leur état normal que lorsque le sérum qui les baigne tient en dissolution des matières salines, en certaines proportions ; qu'en présence d'un liquide contenant de l'eau en trop grande abondance, ces corpuscules se gonflent et se déforment ; enfin, que le chlorure de sodium était une des substances les plus propres à empêcher l'action désorganisante de l'eau sur ces mêmes globules. Il en résulte donc que le sel de cuisine, lors même qu'il ne fournirait aucun élément constitutif des tissus vivants ou des humeurs sécrétées, et ne ferait que traverser l'économie animale comme un corps étranger, n'y serait pas moins très-utile en donnant au sérum du sang qui le tient en dissolution la propriété de charrier les globules hématiques sans les altérer. Or, la sécrétion urinaire emporte sans cesse au dehors des quantités plus ou moins considérables de cette substance ; par conséquent, l'homme et les animaux qui se rapprochent le plus de nous par leur mode d'existence ont besoin d'en introduire journellement dans leur organisme. Ils en trouvent dans leurs aliments, et l'homme, ainsi que chacun le sait, en fait un grand usage comme condiment.

« Le *phosphate* de soude donne lieu à des remarques analogues. Nous avons vu précédemment que la présence de ce sel en dissolution dans l'eau ou dans le sérum augmente la solubilité de l'oxygène dans ces liquides, et par conséquent on conçoit que sa présence dans le sang puisse être favorable à l'accomplissement du travail respiratoire. »

Il ajoute page 538 :

« Nous avons vu que ces globules du sang sont, suivant toute probabilité, des organites vivants qui se chargent de la majeure partie de l'oxygène absorbé dans l'acte de la respiration, et qui portent ce principe dans le système capillaire général, où il paraît servir à la production de l'acide carbonique, dont la présence dans le sang veineux est révélée par la couleur sombre de ce liquide.

« Nous venons de constater aussi que c'est dans l'intérieur du torrent circulatoire où dominent ces globules que les matières combustibles, dont nous avons vu la combustion s'opérer dans la profondeur de l'organisme, sont oxydées. Il y a donc des motifs pour croire que les globules hématiques jouent un rôle analogue à celui du ferment acétique ; qu'ils sont doués d'une certaine puissance catalytique, et qu'ils fixent sur les substances combustibles avec lesquelles ils sont en contact l'oxygène dont ils se sont chargés.

Si maintenant on vient à nous demander d'où notre organisme tire le phosphore, le fer, la chaux et la soude qui le constituent essentiellement, nous répondrons : des aliments que nous mangeons, et des liquides que nous buvons ; mais nous croyons rester dans le vrai en disant que les *phosphates* et le *fer* nous font souvent défaut, soit qu'ils se trouvent trop peu abondamment répandus dans nos aliments et nos boissons, soit que les organismes débilités n'aient pas une puissance d'absorption assez forte pour les extraire des aliments qui les contiennent.

Cette cessation de l'assimilation des principaux éléments réparateurs et stimulants de l'organisme est presque toujours accompagnée d un état de faiblesse qui se traduit par une infinité de troubles fonctionnels et particulièrement de désordres nerveux. Or, puisqu'il est prouvé que les souffrances dépendent d'un état d'appauvrissement du sang, il est facile d'en conclure qu'un des meilleurs moyens d'y remédier ou de les faire cesser, c'est de rendre le sang plus riche en faisant prendre au malade le phosphate de fer.

Dans la dernière partie de ce travail, nous dirons pourquoi dans la très grande majorité des cas nous donnons la préférence aux pastilles sur toutes les autres préparations de phosphate de fer, et nous ferons connaître les faits cliniques qui, suivant nous, prouvent péremptoirement l'efficacité remarquable de ce médicament dans des affections différentes.

3e PARTIE. — THÉRAPEUTIQUE. — OBSERVATIONS.

Il est établi d'une manière irréfragable, d'après tout ce qui précède, que les ***Phosphates et le Fer*** jouent un très grand rôle dans l'organisme humain.

Il est donc à présumer que certains médicaments, comme les eaux minérales, l'huile de foie de morue, etc, doivent tout ou partie de leurs propriétés curatives aux phosphates ou au fer qui entrent dans leur composition.

Or le phosphate de fer renferme ces principes toniques reconstituants dans des proportions qui nous semblent extrêmement favorables.

De plus, c'est une préparation facile à obtenir, d'une composition bien déterminée, qui se conserve sans s'altérer et dont le prix de revient est très peu élevé; ajoutons qu'il est dépourvu de saveur, ce qui permet de l'incorporer dans toute espèce d'aliment ou bonbon, et par suite de le faire prendre aux personnes les plus difficiles.

Cette dernière particularité, qui est aux yeux des hommes superficiels un détail insignifiant, est cependant une des choses les plus importantes dans la pratique ; c'est pour cela que je vais entrer dans quelques détails qui sont certainement ignorés du plus grand nombre.

Ainsi, MM Sandras oncle et Bouchardat ayant fait prendre à des chiens des aliments *à contre cœur* ont obtenu des perversions dans les digestions et dans la nature des sécrétions; ils ont trouvé dans ces cas le suc gastrique non pas acide, mais alcalin, et j'ai plusieurs fois vu des malades qui ne pouvaient pas supporter les ferrugineux parce qu'ils les prenaient avec répugnance.

Je dois faire observer que si au premier abord rien ne semble plus simple que de faire prendre une poudre en nature, cela n'est pas toujours aisé; j'en ai fait moi-même l'expérience en prenant de la poudre de phosphate de fer dans du café, dans du bouillon, dans du potage, dans du chocolat, etc.: or je déclare que c'est toujours avec un sentiment de dégoût que j'ai avalé ces liquides qui laissaient au fond des cuillères et des vases des traînées bleuâtres ou verdâtres. J'ajoute comme une considération accessoire, mais qui a bien sa valeur pour la plupart des malades, que MM. les Pharmaciens vendent en général les petits paquets de poudre plus cher que les pilules et les pastilles, et que le dosage et moins bien exécuté.

Relativement aux pilules, nous dirons d'abord qu'il n'y a pas moyen de les faire prendre aux enfants et même à un certain nombre de grandes personnes, parce qu'elles ne savent pas les avaler; or ne l'oublions pas, *le phosphate de fer est un médicament précieux pour les enfants* pâles, débiles, rachitiques; ensuite cette forme pilulaire, qui est si précieuse lorsqu'il s'agit de faire prendre des substances désagréables au goût ou bien qui attaquent et noircissent les dents, comme l'iodure de fer, le lactate de fer, etc., ne présentent plus aucun avantage lorsqu'il s'agit d'une substance dépourvue de saveur et qui peut devenir agréable lorsqu'elle est incorporée avec du sucre.

Rappelons enfin que lorsque les pilules sont préparées depuis longtemps, elles acquièrent souvent une dureté, une cohésion telle qu'elles ne se désagrègent plus qu'avec difficulté dans l'estomac et que par suite elles sont péniblement digérées. J'insiste sur toutes ces petites particularités parce qu'elles exercent en réalité une véritable influence sur la santé des malades.

Ainsi dans ma clientèle c'est par centaines que je puis compter les personnes qui négligent de prendre les pilules que je leur prescris. Elles ont toujours quelque motif pour s'excuser, c'est la grosseur des pilules, c'est la difficulté de les avaler, c'est leur odeur, ou leur saveur ou leur aspect, c'est qu'on n'ose pas les prendre en public, etc., etc.

Je reconnais du reste par moi-même, et je crois que la plupart des médecins de bonne foi seront de mon avis, je reconnais dis-je, qu'en public je croquerais bien des pastilles, mais que je n'avalerais pas des pilules, à moins d'une nécessité absolue.

En dehors de ces *raisons pratiques*, l'association du phosphate de fer avec le sucre peut avoir une haute *valeur physiologique*, s'il est vrai que l'emploi du sucre comme aliment tend à diminuer notablement l'élimination des phosphates terreux par les voies urinaires. Cette remarque a été faite par M. Böcker, qui conclut de ses observations que ce comestible retarde le travail de désassimilation dans le tissu osseux. J'ajoute que cette remarque a été consignée dans l'ouvrage de physiologie de M. Milne Edwards et qu'elle me semble parfaitement fondée, si j'en puis juger par les faits dont j'ai été témoin et qui seront relatés plus loin.

Voilà les principales raisons sur lesquelles je me fonde pour conseiller l'administration du phosphate de fer sous la forme pastillaire plutôt que sous toute autre ; mais je pourrais encore ajouter que *le sucre* sert comme *aliment respiratoire*, et peut en cas de besoin se transformer en *acide lactique* qui sert à la digestion, soit de la viande, soit du phosphate de fer lui-même, ainsi que nous l'avons exposé en détail dans la 2e partie de ce travail,

Il nous reste, pour terminer cet article, à donner quelques renseignements qui nous ont été souvent demandés par des confrères; ces renseignements sont relatifs à la confection même des pastilles de phosphate de fer; car bien que les médecins ne soient pas appelés, du moins dans les villes, à exécuter les préparations pharmaceutiques, ils doivent toujours savoir comment se préparent les médicaments que l'on préconise et qu'ils prescrivent.

On désigne aujourd'hui, sous le nom de pastilles ou de tablettes, des médicaments solides qui ont le sucre pour excipient et qui contiennent un mucilage, c'est-à-dire un peu de gomme et une substance médicamenteuse pulvérisée.

Le but qu'on se propose étant d'obtenir des médicaments *agréables* et d'une *bonne conservation*, c'est un tort de faire revêtir la forme de pastilles à des substances de saveur repoussante ou susceptibles de s'altérer, comme le kermès et le lactate de fer.

Le poids des pastilles varie beaucoup; aussi il serait vivement à désirer que la médecine et la pharmacie voulussent bien adopter définitivement le système décimal pour les doses et fixassent d'une manière régulière le poids des pastilles à 50 centigrammes et un centigramme, et le poids de la substance médicinale contenue dans l'intérieur de chaque pastille à 5 centigrammes pour les unes et à 10 centigrammes pour les autres.

Nous espérons que la commission chargée de faire le nouveau codex voudra bien *renoncer aux onces, aux livres, aux gros et aux grains*, et ne plus compter que par kilogrammes, grammes, centigrammes et milligrammes, elle aura rendu, en agissant ainsi, un service à la médecine et à la pharmacie, car l'once ne représente en ce moment ni 30 grammes, ni 31 grammes, ni 32 grammes, et la potion de 125 grammes n'est pas une potion de 4 onces.

Les sirops ne devraient plus contenir un grain de substance médicinale par once de liquide, puisque l'once n'existe plus; ils devraient contenir, *un centigramme de substance médicamenteuse active par* 10 *grammes de sirop*, de la sorte le médecin saurait toujours ce qu'il prescrit, et le pharmacien serait bien moins exposé à commettre des erreurs.

Quant à la question de la *préparation* du phosphate de fer et de la *fabrication même des pastilles*, elle n'est pas à proprement parler de ma compétence, et je me garderai bien de marcher sur les brisées de messieurs les pharmaciens, pour dire s'il faut remplacer la gomme arabique par la gomme adragante ou réciproquement, afin de donner une plus ou moins belle apparence aux pastilles. Ces messieurs sont pour le moins aussi susceptibles et jaloux de leurs priviléges que nous autres médecins. Aussi n'est-ce qu'avec une extrême difficulté qu'ils consentent à donner et à recevoir des conseils ou des avis relativement à la confection, à la préparation, au *modus faciendi* des médicaments. Il paraît du reste que le nombre de ceux qui fabriquent eux-mêmes leurs pastilles est extrêmement restreint, et que le nombre de ceux qui les réussissent bien l'est encore davantage. De là des spécialistes plus ou moins avantageusement connus, de là cette espèce de mystère dont ils s'entourent. J'en connais qui livrent leur masse pastillaire toute préparée à des pastilleurs, qui la leur rendent sous forme de pastilles, d'autres qui cherchent à obtenir des ouvriers de leurs confrères un prétendu secret de fabrication. Enfin, cette simple préparation exige un tour de main que l'on ne peut acquérir que par une longue habitude.

Nous pouvons dire qu'en général on fait avec le sucre, la gomme, l'eau et la poudre médicamenteuse, une espèce de pâte;

que cette pâte est coupée à l'emporte-pièce en petits fragments de grandeur, de forme et de poids déterminé, que ces petits fragments sont desséchés à l'étuve jusqu'à ce qu'ils soient devenus durs et cassants. On aromatise ces pastilles, avant ou après leur dessication, avec une essence plus ou moins agréable. La menthe, le citron, l'anis, la vanille, le tolu et la fleur d'oranger sont les arômes les plus recherchés.

J'ai cru remarquer que pour les *pastilles de phosphate de fer* l'arôme *à la menthe* était celui qui convenait à la tres-grande majorité des malades ; c'est celui qui excite le plus l'appétit et dont on se lasse le moins vite. Il est bien entendu que c'est en admettant une essence de bonne qualité et des pastilles bien préparées ; car j'ai croqué des pastilles de phosphate de fer aromatisées à la menthe, mais tellement mal préparées qu'il fallait les cracher.

Une dernière particularité mérite d'être signalée. Le phosphate de fer est une poudre d'un bleu foncé qui pâlit à l'air, mais en le chauffant on lui fait prendre une couleur verte, de telle sorte qu'on peut, en desséchant plus ou moins des pastilles de phosphate de fer, faire varier la nuance du bleu foncé au bleu gris presque blanc, et du vert foncé au vert gris presque blanc.

Toutes ces remarques sont le résultat d'observations nombreuses, de recherches minutieuses. En 1862 je m'étais procuré plus de 20 échantillons de pastilles provenant de fabrications différentes, et plus de 100 kilogrammes avaient été pris par des malades ; ainsi l'on voit que j'avais expérimenté ce médicament sur une assez grande échelle; depuis lors je l'emploie très fréquemment et j'ai presque toujours à m'en louer.

Le phosphate de fer est un sel dépourvu de saveur, il n'agace pas les dents et ne les noircit pas; il n'y a donc qu'à l'incorporer dans une masse pastillaire bien préparée et aromatisée au goût du malade pour obtenir un médicament qui, outre son efficacité incontestable, est exempt de ces petits inconvénients qui dans la thérapeutique civile sont, je le répète, d'une importance extrême.

Nous ne devrions jamais oublier que le traitement des affections chloro-anémiques et de cette interminable série de phénomènes pathologiques qui en dépendent, s'adresse surtout à des femmes nerveuses et à des enfants souvent aussi difficiles les uns que les autres, et que le moyen de leur faire prendre un médicament *utile*, c'est de le leur rendre *agréable* ;

Primo non nocere.

Nous pouvons dire d'une manière générale que l'administration du phosphate de fer est indiquée dans toutes les affections où il y a faiblesse

Les maladies aiguës avec fièvre paraissent seules en contre-indiquer l'emploi; je ne prétends pas dire qu'après des maladies aiguës, comme la fièvre typhoïde, le choléra etc., l'usage de ce médicament ne soit pas favorable : bien au contraire, je crois que dans les convalescences longues et difficiles on ne pourrait trouver un meilleur tonique reconstituant.

Si M. Mialhe a pu considérer *le fer comme un aliment de premier ordre*, parce qu'il concourt à la formation du globule sanguin, que *dirons-nous du phosphate de fer* qui renferme non seulement les éléments du globule sanguin, mais encore les éléments essentiels de tous les tissus et de tous les liquides de l'organisme humain, depuis les os et les muscles jusqu'au cerveau; depuis le sang, le lait et le sperme, jusqu'aux liquides de la digestion.

Au lieu d'entasser ici un grand nombre d'observations, je me contenterai de rappeler les faits qui m'ont le plus frappé et d'en tirer quelques déductions pratiques.

Le premier succès remarquable que j'ai obtenu de l'emploi des pastilles de phosphate de fer se rapporte à un état morbide qui pour n'avoir pas de nom n'en est pas moins grave; il s'agisssait d'un jeune homme qui avait été aussi fort et robuste que grand, mais que des excès de toute nature avaient fait tomber dans un état de maigreur, de faiblesse et d'épuisement tel, qu'il pouvait à peine se traîner. Les différents traitements qu'il avait suivis n'avaient aucunement amélioré sa position : pour moi, aussi bien que pour lui et pour ses amis, cétait un homme perdu.

Au surplus voici l'observation détaillée:

I. M. Léopold Renveldt, ouvrier tôlier, âgé de 31 ans, demeurant à Paris, rue de Braque, 9, à la suite d'excès commis en septembre 1860, tombe brusquement dans un état de faiblesse tel qu'il lui est tout à fait impossible de travailler. Il éprouve des étourdissements, des défaillances, perd l'appétit et se décide à entrer à l'Hôtel-Dieu, où M. Axenfeld lui fait prendre pendant un mois tisane de chicorée, vin de quinquina, eau de Seltz. Le résultat de ce traitement ayant été parfaitement nul, le malade fut renvoyé comme atteint simplement de gastralgie. Pendant cinq semaines, il continua chez lui l'usage du vin de quinquina:

mais ses ressources étant épuisées, il rentra à l'Hôtel-Dieu dans le service de M. Legroux.

On lui prescrivit, à l'extérieur, des affusions froides et à l'intérieur l'eau de Vichy et les pilules de Vallet. Sous l'influence de ce traitement l'estomac n'allait pas plus mal, mais les forces continuaient à diminuer de jour en jour, les étourdissements augmentaient si bien qu'on finit par renvoyer le malade en lui disant qu'il avait besoin de sirop de rue (plaisanterie).

Le malade resta chez lui pendant quinze jours ; mais comme au bout de ce temps l'état de sa santé n'était nullement amélioré, il entra à l'hôpital Lariboisière, dans le service de M. Oulmont, qui lui ordonna le repos, le vin de quinquina et une purgation avec l'huile de ricin tous les trois jours. Cette médication fit perdre le peu d'appétit qui lui restait; son estomac devint incapable de rien digérer, et il fut tourmenté par des renvois fréquents. On allait essayer de lui faire prendre des bains de Barèges lorsqu'une contestation administrative le fit sortir de l'hôpital.

Le malade revenu chez lui alla consulter M. Raspail fils ; mais malgré l'usage des cataplasmes aloëtiques, des bains de sel et de la liqueur hygiénique pendant un mois, son état ne fit qu'empirer. C'est alors qu'il me fut adressé. Le hasard, ou, si l'on veut, une heureuse inspiration me fit prescrire l'emploi des pastilles de phosphate de fer à la dose de 8 par jour (ce qui faisait par conséquent 40 centigrammes de sel, à 5 cent. par pastille).

Au bout de peu de temps cet homme crut éprouver un peu d'amélioration ; cette amélioration s'accrut de jour en jour, les forces reparurent petit à petit ; il lui fut possible de se promenee, puis d'essayer de travailler un peu, puis de faire la journée et enfin des heures supplémentaires.

Ce résultat fut long et difficile à obtenir, mais enfin il fut obtenu ; je tâchai de l'activer par l'emploi de divers stimulants, mais il n'en est pas moins vrai que pour moi comme pour le malade c'est le *phosphate de fer qui l'a tiré d'une position désespérée*. Quand le sieur Renveldt reprit son travail, son poids était de 118 livres, quelques semaines plus tard il en pesait 138 et 140.

Les premiers rapports sexuels, quoique très éloignés, furent suivis d'étourdissements, de vertiges et de faiblesse remarquable, mais maintenant cet homme peut vivre comme tout le monde.

Du reste, c'est grâce à ce malade que j'ai commencé à employer fréquemment le phosphate de fer et que j'ai obtenu des succès sur lesquels je ne comptais véritablement pas. Voici comment : Ce pauvre garçon, frappé de l'influence favorable de ses pastilles, mais voulant épargner ses ressources pécuniaires fit préparer son médicament chez différents pharmaciens. L'un d'entre eux, M. Schaedelin, le fit à des conditions tellement avantageuses, que je pus me permettre de le prescrire par économie.

Les trois observations suivantes se rapportent à des affections du système osseux qui certes méritent bien de fixer l'attention des chirurgiens.

II. M. Achille Vatrigant, tailleur de pierres, âgé de 57 ans, membre d'une des sociétés de secours mutuels dont je suis le médecin, et que je traitais pour une carie des os du pied et de la poitrine, allait de mal en pis grâce à l'iodure de potassium et à l'iodure de fer, que moi et deux autres médecins nous avions jugé à propos de lui prescrire, sans doute parce que nous avions été habitués à l'entendre prescrire par nos maîtres dans des cas semblables. La perte d'appétit, la fétidité de l'haleine, les douleurs térébrantes dans les membres et une mauvaise suppuration nous obligèrent à suspendre les iodures; mais dès que le malade sembla un peu remis de cette espèce de crise, mon confrère voulut revenir à ce médicament; bientôt tous les désordres précédemment énumérés reparurent avec une nouvelle intensité; alors le patient, parfaitement édifié sur cette triste médication plus ou moins dépurative, y renonça définitivement et se contenta de prendre tous les jours 8 ou 10 pastilles de phosphate de fer et 3 ou 4 cuillerées à bouche de vin de quinquina. Tous ces symptômes diminuèrent, les plaies se fermèrent petit à petit et le malade put se servir de son pied pour marcher.

Il est vrai de dire qu'une course un peu longue lui fait gonfler le pied et le fait souffrir, mais il faut se rappeler que cet homme a conservé dans son pied un métatarsien et un cunéiforme cariés. Par suite d'une difficulté administrative, ce malade ayant été privé de ses médicaments, il éprouva des fourmillements dans le pied, et vint me trouver pour en obtenir, et aujourd'hui il se porte très bien. Je dois ajouter que s'il suspend un certain temps l'usage du phosphate de fer, il éprouve des douleurs comme celles qui ont précédé la suppuration, et que quand il reprend ses pastilles, il voit ses douleurs disparaître. Ce fait est on ne peut plus positif.

III. Frappé de ce résultat, j'oserais presque dire étonnant et inattendu, j'ai prescrit depuis à un membre de la société de l'Union,

M. Albiges (Jos.-Marcellin), âgé de 29 ans, exerçant la profession de menuisier, et malheureusement atteint d'une affection des os de la colonne vertébrale avec abcès par congestion et suppuration abondante, j'ai prescrit, dis-je, cette même préparation (phosphate de fer en pastilles), et voilà qu'au bout d'un très-petit nombre de jours la suppuration change d'aspect et diminue considérablement, que le malade marche avec facilité et qu'il vient me dire que jamais aucun remède ne lui a procuré un pareil soulagement. Je ne dois pas espérer une guérison radicale, mais enfin il y a eu sous l'influence seule de ce médicament une amélioration telle que je n'aurais pas osé l'espérer non plus.

Cet homme, qui avant de prendre des pastilles de phosphate de fer employait plus d'une 1/2 heure pour se retourner dans son lit, et qui marchait avec difficulté, a repris son travail, le 1er octobre 1862, et ne l'a pas quitté depuis.

Bien que je ne m'occupe qu'accidentellement de chirurgie, j'ai eu l'occasion de soigner quelques fractures et de constater l'influence favorable du phosphate de fer.

Voici le fait qui m'a le plus souvent impressionné.

IV. Le 24 janvier 1863, un jeune homme, contrefait, sort de chez lui, tombe sur le bord du trottoir, et se casse la cuisse. Je le panse et je le mets à l'usage des pastilles de phosphate de fer et d'un bon régime. Au bout de quinze jours, en faisant un nouveau pansement, j'eus l'audace de lui soulever le pied, et néanmoins le membre n'a pas fléchi; le cal était assez formé. J'avoue que j'ai alors éprouvé une singulière émotion; le trentième jour, j'ai pu faire traverser à mon malade sa chambre à coucher.

De ces faits nous croyons pouvoir conclure que *les pastilles de phosphate de fer* exercent une action bien manifeste sur la *nutrition du système osseux*, non-seulement parceque le phosphate de fer renferme moitié de son poids en *acide phosphorique*, qui sert à former du tissu osseux nouveau, mais encore parceque le *sucre* introduit comme aliment diminue l'élimination des phosphates par les urines et *retarde par conséquent la désassimilation du tissu osseux ancien.*

Pour terminer ce qui est relatif au système osseux, nous dirons que dans plusieurs circonstances, chez des *enfants pâles, rachitiques*, dont le système osseux se forme mal ou plutôt se déforme par suite de l'élimination des phosphates par les urines, le phosphate de fer nous a plusieurs fois donné d'excellents résultats.

Nous croyons que le même agent thérapeutique convient également lorsque la *dentition* se fait mal; on sait en effet que d'après les analyses faites par Lassaigne, les proportions de *phosphates dentaires* ne restent pas les mêmes aux différentes périodes de la vie; ce chimiste a trouvé sur :

Les dents d'un enfant de 1 jour, 11 pour 100 de *phosphate.*
Les dents d'un enfant de 6 ans, 60
Les dents d'un adulte, 61
Les dents d'un vieillard de 81 ans, 66

La même remarque pourrait être applicable aux *nourrices* que la lactation épuise.

Nous allons maintenant passer en revue quelques états morbides qui sont caractérisés surtout par la *faiblesse* et qui paraissent liés plus ou moins à la déperdition exagérée des phosphates.

De toutes les évacuations celle qui exerce les effets les plus remarquables, les plus énervants et dans certains cas les plus funestes, est sans contredit celle *du liquide seminal, si riche en phosphate.* Hippocrate, qu'on lit trop peu aujourd'hui, dit au livre II des maladies, chapitre 50 : La phthisie dorsale provenant de la moelle de l'épine est une maladie fréquente chez les nouveaux mariés et chez les libertins. On tombe malade sans s'en apercevoir, l'appétit se conserve, mais le corps se consume. Si vous interrogez les malades, ils répondent qu'ils sentent comme des fourmis qui descendent de la tête le long de l'épine. Quoiqu'ils voient des femmes, ils n'engendrent plus. Pour le dire brièvement, ils tombent dans des difficultés de respiration, dans un grand état de faiblesse, avec des pesanteurs de tête et un bourdonnement aux oreilles. Si dans cet état ils sont atteints d'une forte fièvre, ils meurent lipyriques.

Celse fait une remarque du même genre lorsqu'en parlant des précautions que doivent prendre ceux qui ont des douleurs de nerfs, il dit : *Venus semper inimica est.*

Nous pourrions citer l'exemple d'un jeune homme de 28 ans qui, après avoir fait des excès de femme, était tombé dans un état d'atonie et d'épuisement tel qu'il ne pouvait plus avoir d'érection. Or ce jeune homme ayant eu l'idée de prendre 12 pastilles de phosphate de fer, tous les jours, pendant une quinzaine, a retrouvé toutes ses facultés

Nous avons constaté nombre de fois par nous-même que si cet agent thérapeutique ne produisait pas d'excitation vers les organes génitaux, il réparait néanmoins très promptement les forces. C'est là un fait qui me paraît incontestable, et je connais un certain nombre de personnes à commencer par moi, qui ont recours au phosphate de fer dès qu'elles se sentent fatiguées par un excès de travail.

Dirai-je maintenant que j'ai souvent employé ce médicament pour hâter le *rétablissement des forces* à la suite de maladies graves, comme la fièvre typhoïde, le croup, la diarrhée, et que toujours ou presque toujours j'ai eu à m'en louer.

Faut il rappeler qu'à la suite du *choléra* et *du typhus* les malades sont très longtemps avant de pouvoir se rétablir, et que dans ces maladies la quantité de phosphate ammoniaco-magnésien qui se trouve dans les excréments est beaucoup plus considérable que dans l'état normal. Voy. Milne-Edwards, t. 8, p. 156.

C'est surtout pour combattre la *chlorose*, l'*anémie*, les *flueurs blanches*, en même temps que les *mille troubles nerveux* qui en dépendent et qui ont été si consciencieusement étudiés par feu notre oncle et ami Sandras, c'est, disons-nous, contre ce genre de maladies que nous avons le plus employé le phosphate de fer, et, il faut bien le dire, avec succès.

Nous n'insisterons pas longuement sur ce point; car, il doit y avoir peu de personnes, même parmi les moins instruites, qui puissent être disposées à refuser à ce sel de fer les propriétés curatives de ses congénères.

Je crois cependant devoir faire remarquer que c'est au phosphate de fer et au phosphate de fer seul que je dois le rétablissement complet de la santé de ma femme chez laquelle *tous les autres ferrugineux avaient échoué;* j'ajoute que je dois l'amitié de l'un des principaux pharmaciens de Paris à un cas de guérison du même genre. Ce Monsieur m'écrivit un jour : « Je déclare que c'est ce médicament seul qui a produit sur la santé de ma fille une amélioration telle que je bénis le jour où vous le lui avez prescrit. »

De même que l'on a eu raison de dire qu'il ne fallait pas attribuer la chlorose exclusivement à la perte des globules et du fer, de même aussi nous croyons être dans le vrai en disant qu'il ne faut pas attribuer tous les effets avantageux du phosphate de fer au fer seul qui entre dans sa composition.

Nous avons vu précédemment que ce sel renferme moitié en poids d'acide phosphorique. Or l'*acide phosphorique* et le *phosphore* ne sont pas, que je sache, des substances inertes ou dont il ne faille tenir aucun compte, c'est pour cela qu'à la suite des *hémorrhagies* provenant d'une cause quelconque et alors qu'il s'agit de *refaire du sang*, nous administrons de préférence le phosphate de fer.

Il est un autre ordre de phénomènes où ce médicament semble encore parfaitement indiqué : nous voulons parler de ces *malaises* aussi variés que variables qui accompagnent souvent la grossesse et contre lesquels les femmes viennent en général à tort réclamer une saignée. Dans ces circonstances, en effet, elles croient toujours avoir trop de sang, mais en réalité, le plus souvent, ces désordres proviennent d'un *appauvrissement du sang* dont l'enfant s'est approprié les éléments les plus importants pour former ses os et son système nerveux.

Je me rappelle une jeune femme que des revers de fortune, des fatigues excessives, et le chagrin causé par la mort de son mari, avait réduite à la plus triste santé. Sa faiblesse était extrême, elle ne pouvait plus coudre, des accès de danse de saint Guy et une toux fatigante faisaient craindre pour ses jours, aussi bien que pour ceux de l'enfant dont elle était alors enceinte ; cette dame a dû le rétablissement de sa santé au phosphate de fer, elle est en outre accouchée d'un enfant très bien portant. Le mari de cette personne était poitrinaire ; et bien que le phosphate de fer ne l'ait pas guéri, il a certainement prolongé son existence. Or, ce fait a eu dans le cas présent une véritable importance, car le jeune frère de ce poitrinaire, étant venu à mourir le premier, le nouveau né a hérité de son père et de son oncle, au profond désappointement de quelques parents intéressés.

Nous ne disons pas que le phosphate de fer guérit la phthisie, mais nous lui attribuons, d'après les faits cliniques aussi bien que d'après les données théoriques, une valeur au moins égale, sinon supérieure, à celle de l'*huile de foie de morue*. Du reste ce dernier médicament, que nous avons emprunté à l'industrie des corroyeurs, commence à perdre un peu de sa réputation exagérée. Voici, du reste, ce qu'en dit en 1852 le professeur de thérapeutique de l'école de Paris, médecin de l'Hôtel-Dieu, etc... « L'huile de foie de morue jouit aujourd'hui d'une certaine *vogue* ; je l'ai beaucoup administrée et en ai donné de 1 à 12 cuillérées à bouche par jour. Quelques malades ont été améliorés, mais non en proportion sensiblement plus forte que par les moyens hygiéniques. C'est un médicament utile sans doute mais qui n'a rien de spécifique et qu'on a beaucoup trop exalté (*Pathologie interne*, tome II, page 530, Grisolle). »

Que si maintenant on venait aussi demander comment il se fait que le phosphate de fer ait guéri des *maux d'estomac*, *des pituites*, *des malaises* contre lesquels les médications les plus variées avaient été employées sans succès, je répondrai que je n'ai pas la prétention de tout expliquer parce qu'il y a des choses qu'il faut savoir ignorer.

Nous terminerons cette énumératiou déjà bien longue en citant les principaux passages d'une correspondance d'autant plus curieuse qu'elle n'était pas destinée à recevoir de publicité. Il s'agit en effet d'un de nos anciens camarades, pharmacien en province, qui était dans un fort triste état, et qui paraît avoir été guéri, ainsi que plusieurs membres de sa famille, à l'aide du phosphate de fer.

(15 décembre 1862). M. le docteur, en me souvenant d'avoir été élève avec vous, à l'hôpital des Enfants malades, j'ai pensé ne pouvoir mieux faire que de m'adresser à vous, dont j'ai conservé le meilleur souvenir pour vous consulter sur une *affection terrible* qui, je crois, doit être du ressort des maladies nerveuses.

Je suis d'une irritabilité telle, que le moindre bruit, surtout les mouvements lents et faibles, tels que ceux d'une personne qui respire ou travaille lentement, un frottement quelconque, déterminent chez moi une espèce d'inspiration, un fourmillement dans la peau du front, une espèce de tournoiement de tête, une inquiétude qui me dévore.

J'éprouve ce que peuvent faire naître un violent chagrin, de vifs regrets; un creusement d'estomac qui donne naissance, non à des maux de cœur, mais à ce que l'on éprouve lorsqu'on doit avoir une faiblesse, je ne peux mieux comparer cet effet. Une personne qui tourne autour de moi, l'attente, la présence des murs quand je me promène dans une chambre, une lecture de quelques pages, surtout par un jour trop faible, les recherches rapides dans un livre, me produisent le même effet et des espèces d'éblouissements dans les yeux.

Mais cet effet presque d'évanouissement, est de courte durée, si je m'éloigne à l'instant des objets ou du travail qui l'ont fait naître.

La moindre contrariété, une résistance quelconque me mettent immédiatement dans une colère dont je ne suis pas le maître; mais je reviens à moi presque immédiatement, si je fais alors une petite promenade.

Dans cet état de colère, j'éprouve de légers tremblements partout le corps, des espèces de suffocations, une pression sur la poitrine et sur la gorge, des battements de cœur et des pleurs.

Je voudrais rompre l'obstacle opposé à ma volonté et je sens que si je ne me retenais, je frapperais la personne; mais alors je m'éloigne, car je ne serais plus maître de moi.

Je voudrais partir alors; mais ma position de pharmacien m'oblige à rester là; je voudrais mourir; mais l'avenir de mon fils m'oblige dans ces moments à lutter péniblement contre l'idée du suicide. De sorte que je soutiens constamment un combat avec moi-même.

Monsieur et cher Docteur, prenez pitié de moi, s'il vous plaît et ayez la bonté de me dire au plus tôt quel est le genre d'affection qui me tourmente et ce que je pourrais faire au moins pour l'améliorer; croyez à l'avance à mes sentiments profonds de reconnaissance, car vous aurez sauvé un homme, un ami d'autrefois du plus grand des malheurs.

Deux mois après ma réponse, je recevais une lettre que je copie textuellement. — (21 février.)

Votre traitement réussit à merveille, je me trouve beaucoup mieux je me sens bien soulagé et beaucoup plus fort.

Les deux premières boîtes (de pastilles de Phosphate de fer qui m'ont été adressées par mon honorable confrère de Paris, ont été partagées entre ma femme et moi, et elle en a aussi éprouvé un très grand soulagement.

J'oubliais de vous dire ce qui m'a déterminé à faire partager à ma femme le traitement que vous avez bien voulu formuler pour moi. Depuis cinq ans elle est atteinte d'un déplacement de l'utérus, ce qui, comme vous le savez, ne manque pas par sympathie de retentir sur tout le système nerveux, et de disposer les femmes à l'hystérie.

Le phosphate de fer est, je puis le dire hautement, le seul médicament qui ait apporté une amélioration durable à son état. Depuis qu'elle en prend, la menstruation n'est presque plus douloureuse, et l'état anémique dans lequel elle tombait semble se dissiper sous l'héroïque substance que vous recommandez à si juste titre. Merci donc encore pour elle, Monsieur et cher condisciple, de vos bons conseils et avis.

Enfin le 5 juillet 1863, une nouvelle lettre confirmait les précieux résultats consignés dans la précédente.

Vous vous rappelez, cher Docteur, l'état dans lequel je me trouvais au mois de décembre dernier. Les nuits se passaient sans sommeil, l'agitation, et surtout la grande irritation nerveuse dans lesquelles je me trouvais alors m'avaient depuis longtemps éloigné de mes amis et de la société, et rendu la vie à charge à moi-même.

Mais, vous le savez, une main amie s'est tendue vers moi dans ces jours malheureux et m'a dit : Nous allons d'abord calmer vos souffrances, ensuite nous tâcherons (1) de vous guérir. Que pouvais-je craindre alors? Ne vous avais-je pas vu au chevet des malades lorsque ensemble nous visitions les salles des hôpitaux? N'avais-je pas appris à vous connaitre et devais-je manquer de confiance? Non ; j'ai obtenu, je vous en donne l'assurance, une telle amélioration dans ma santé, que je me sens dans une autre sphère. Je peux songer à des projets d'avenir, à ma femme et à mon fils, que ma position inquiétait depuis longtemps. — Je ne souffre plus de l'estomac, les batte-

(1) L'auteur croit devoir faire observer qu'il n'est pas partisan des consultations par correspondance ; ce n'est qu'avec une extrême réserve qu'il se permet de conseiller telle ou telle médication, et il désirerait toujours qu'un autre médecin pût en apprécier les résultats.

ments excessifs de mon cœur n'arrivent que rarement, et je suis bien moins irritable que par le passé.

Bien que j'aie cessé l'usage du phosphate de fer depuis le mois de février, je n'en attribue pas moins l'amélioration de ma santé à ce remède souverain, car le phosphate de fer est à mes yeux une excellente préparation qui a produit chez ma femme aussi les plus beaux résultats. Egalement d'un tempérament nerveux, elle aussi souffrait depuis longtemps d'une affection utérine, que les médecins en renom avaient désignée sous le nom demétrite chronique. Elle ne pouvait se livrer à aucun travail : les cautérisations au nitrate d'argent, puis les traitements antiphlogistiques et astringents d'abord suivis, n'ont fait que la jeter dans un état anémique, un état de faiblesse, qui me faisaient désespérer de sa guérison. Mais moi, considérant son affection plutôt comme une névralgie du col utérin que comme une métrite. je n'ai pas hésité à m'adresser au phosphate de fer. Ce sel, en effet, réunissant les principaux éléments du sang, des nerfs et des os, le phosphore et le fer, devait avoir la préférence.

Aujourd'hui ma femme, qui ne pouvait pas même suivre la domestique dans sa besogne, peut se livrer seule aux travaux du ménage sans que l'état général en souffre. Ce médicament m'a rendu les plus grands services ; chez ma femme il a agi là où les autres ferrugineux avaient échoué, et cela sans produire la constipation. Voilà ce que je puis vous dire comme ami et comme malade; mais, comme pharmacien, j'ajouterai que, d'après la composition chimique de cette substance, je suis sûr qu'elle est appelée à rendre d'immenses services dans la chlorose et dans toutes les affections où les ferrugineux sont indiqués. — J'ai une cousine dont la faiblesse ne laissait rien à désirer et qui se trouve beaucoup mieux depuis un mois qu'elle fait usage de vos pastilles, que j'ai avec plaisir partagées avec elle.

Je vous serre affectueusement la main et je vous prie de compter sur ma reconnaissance.

Il serait je crois inutile de citer un plus grand nombre de faits, aussi je me résumerai en disant : *j'ai voulu faire connaître au public médical les effets du phosphate de fer* qu'un heureux hasard m'a fait connaître. Ce que j'en ai dit doit encourager les expérimentateurs et leur faire employer sur une grande échelle un médicament qui paraît avoir une *grande efficacité*, non seulement dans le traitement des affections *chloroanémiques et névropathiques*, mais encore dans le traitement *des affections osseuses.*

Pour quelques personnes je paraîtrai peut être trop bref et pourtant, j'aurais désiré être encore plus concis, parce qu'il me semble que dans la relation des cures de semblables affections les détails circonstanciés ne font qu'obscurcir les observations au lieu de les éclaircir. Il se peut cependant que nous ayons conçu une aversion exagérée pour ces observations dites complètes dont un verbiage, souvent inintelligible constitue à la fois la forme et le fond. Quoi qu'il en soit, *j'ai dit ce que j'avais vu, et j'ai cru bien faire*. J'ajouterai pour les incrédules : faites comme moi, administrez le phosphate de fer, prenez-en vous-même, il est très probable que vous observerez des effets aussi heureux que remarquables.

Suivant moi, l'avenir du phosphate de fer est immense, et son importance dans le traitement des maladies résultant d'un état de *faiblesse de l'organisme*, sera reconnue un jour par tous les médecins.

Quand cette époque arrivera, nous pourrons peut être répéter encore :

Hos ego versiculos feci, tulit alter honores.

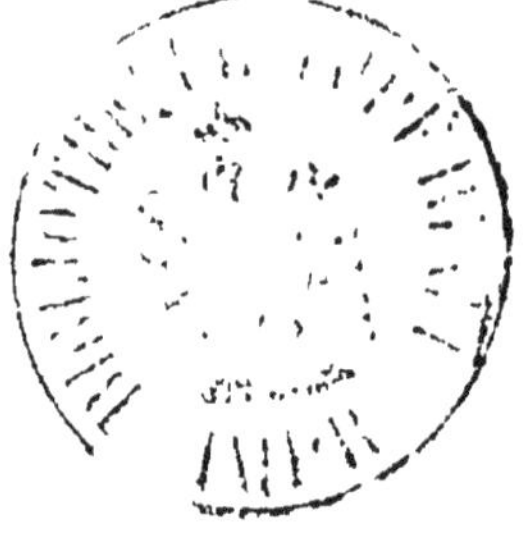

Dr L. SANDRAS.

Paris. Imprimerie Moquet, rue des Fossés Saint-Jacques, 11.

Ier TABLEAU

INDIQUANT LA COMPOSITION DES LIQUIDES ET DES SOLIDES DE L'ORGANISME EN PHOSPHATES

(sur 1000 grammes).

Email	Phosphates calcaires et manganésiens		900,00
Tartre des dents	Phosphates alcalins provenant de la salive		790,00
Dents	Phosphates de chaux et de magnésie		653,00
Os	Phosphates de chaux et de magnésie		542,00
Nerfs	Phosphore, phosphates de potasse, de chaux et magnésie	Ces diverses substances renferment de 800 à 990 parties d'eau.	66,00
Sperme	Phosphate de chaux		30,00
Chair musculaire	Phosphates de soude, de chaux et de potasse		15,00
Fibrine et albumine	Phosphates de potasse, de soude et de chaux		3,30
Sang	Phosphates de potasse, de soude, de chaux, de magnésie et de *fer*		3,30
Lait	Phosphates de chaux, de soude, de magnésie et de *fer*		2,23
Liquide céphalo-rachidien	Phosphate de chaux et carbonate de soude		0,53
Suc pancréatique	Phosphates de soude, de chaux, de magnésie et oxyde de fer		0,09
Suc gastrique	Phosphates de chaux, de magnésie et de *fer*		0,15
Bile	Phosphate de soude et chlorure de sodium		2,50
Salive mixte	Phosphates alcalins		2,80
Suc intestinal	Phosphate de soude, chlorure de potassium et de sodium		14,50
Urine	Phosphates de soude, d'ammoniaque, de chaux et de magnésie		5,59
Matière fécale	Les phosphates de potasse, de soude et de chaux ont été également trouvés dans les substances animales désignées ci-contre aussi bien que dans les *graines alimentaires*, comme le *blé*, le *riz*, etc., mais nous n'avons pas pu nous procurer les chiffres.		
Sueur			
Mucus			
Larmes			
Eau de l'anmios	Nous avons dit quel rôle immense les phosphates jouaient en agriculture, dans la formation des plantes alimentaires et des animaux qui servent à notre nutrition, mais nous renvoyons pour plus amples détails aux articles publiés par MM. Elie de Beaumont et Demolon et insérés dans le *Moniteur universel* les 24-25 juillet, 25 août 1856, 11-12 février, 26-27 mars, 18-28 juillet 1857, 21-22-27 novemb., 30 décembre et enfin au Rapport adressé à l'Empereur, le 1er juin 1864, par S. E. le Ministre de l'Agriculture, du Commerce et des Travaux publics.		
Chyle			
Synovie			
Tissu cellulaire			
Aponévroses			
Tendons			
Cartilages			

IIe TABLEAU

INDIQUANT LA COMPOSITION DES HUILES DE FOIE DE MORUE, EN PHOSPHORE ET EN ACIDE PHOSPHORIQUE

(sur 1000 grammes).

Huile de Terre-Neuve (mélangée)	Phosphore	0,006	Acide phosphorique	0,095
Huile noire (pure)	*Id.*	0,076	*Id.*	0,778
Huile de lophie	*Id.*	0,184	*Id.*	0,716
Huile brune (pure)	*Id.*	0,196	*Id.*	0,424
Huile de morue	*Id.*	0,203	*Id.*	0,108
Huile de squale	*Id.*	0,206	*Id.*	0,295
Huile de raie	*Id.*	0,283	*Id.*	0,321

www.ingramcontent.com/pod-product-compliance
Ingram Content Group UK Ltd.
Pitfield, Milton Keynes, MK11 3LW, UK
UKHW021014180726
13838UKWH00004B/1544